TRAUMASPUREN
TRANSFORMIEREN

Janina Fisher

TRAUMASPUREN TRANSFORMIEREN

Das lebendige Traumaerbe und seine Auflösung in der Therapie

Aus dem amerikanischen Englisch von
Theo Kierdorf & Hildegard Höhr

G. P. PROBST VERLAG
Lichtenau/Westfalen

Für die Inhalte der im Buch angegebenen externen Webseiten übernehmen wir trotz sorgfältiger inhaltlicher Prüfung keinerlei Haftung. Für die Inhalte dieser Seiten sind ausschließlich deren Betreiber verantwortlich.

Hinweis: Standards der klinischen Praxis und Behandlungsverfahren ändern sich im Laufe der Zeit, und keine Technik oder Empfehlung kann in jedem Fall und unter allen denkbaren Umständen als garantiert ungefährlich und wirksam bezeichnet werden. Das vorliegende Buch ist als Informationsquelle für Psychotherapeuten und Traumatisierte gedacht. Weder der Verlag noch die Autorin können die absolute Zutreffendheit, Wirksamkeit oder Angemessenheit irgendeiner konkreten Empfehlung in jeder Hinsicht garantieren. Autorin und Verlag übernehmen keine Verantwortung für Verluste oder Schädigungen, die angeblich durch Informationen oder Empfehlungen aus diesem Buch entstanden sind.

Die Originalausgabe (»TRANSFORMING THE LIVING LEGACY OF TRAUMA. A Workbook for Survivors and Therapists«) ist im Jahre 2021 bei PESI Publishing, Inc., Eau Claire, WI/USA erschienen.

Übersetzung aus dem amerikanischen Englisch: Theo Kierdorf & Hildegard Höhr, Köln
Umschlaggestaltung: Mareile Gropengießer (Paderborn)
Coverfoto: © bht2000 – stock.adobe.com
Satz: SpaceType, Köln
Druck & Bindung: MediaPrint, Paderborn
Gedruckt in Deutschland

ISBN 978-3-944476-41-4

Bibliographische Information der Deutschen Nationalbibliothek
Die Deutsche Nationalbibliothek verzeichnet diese Publikation in der Deutschen Nationalbibliografie; detaillierte bibliografische Daten sind im Internet über *http://dnb.d-nb.de* abrufbar.

Inhalt

Arbeitsblätter

Die 26 ARBEITSBLÄTTER des Buches finden Sie ergänzend im A4-Format aufbereitet auf der Internetseite des Verlages (www.gp-probst.de), von wo sie bequem ausgedruckt werden können.

Öffnen Sie dazu die »Produktseite« des vorliegenden Buches auf der genannten Verlags-Website. (Das Buch und damit die entsprechende »Produktseite« finden Sie über die Rubriken »ALLE AUTOREN« bzw. »ALLE BÜCHER«.) Klicken Sie, nachdem Sie die Produktseite des Buches von Janina Fisher aufgeschlagen haben, dort die Rubrik »ARBEITSBLÄTTER ZUM AUSDRUCKEN« (rechts neben der Coverabbildung) an. Um schließlich die PDF-Datei mit den Arbeitsblättern öffnen zu können, tragen Sie bitte in der aufscheinenden Maske den Nutzernamen *TT2021* ein. Das zusätzlich einzutragende Paßwort wird in unregelmäßigen zeitlichen Abständen verändert. Sie können die jeweils angeforderte Paßwort-Angabe hierzu Ihrem Buch entnehmen.

Danksagung

Es erfordert ein ganzes Dorf, ein Buch zu schreiben, und ich bin all den »Dorfbewohnern« dankbar, deren Arbeit die meine erst möglich gemacht hat. Zuerst möchte ich den »Dorfhäuptlingen« der Traumabehandlung, Bessel van der Kolk und Judith Herman, danken. Ohne ihre Inspiration und Entschlossenheit und ihr unerschöpfliches Engagement gäbe es heute weder vielfältige Traumabehandlungsansätze noch eine weltweite Gemeinschaft von Traumaspezialisten. Ich entschloß mich, meine berufliche Tätigkeit der Behandlung Traumatisierter zu widmen, nachdem ich 1989 einen Vortrag von Judith Herman gehört hatte. Ich erinnere mich immer noch gut daran, daß ihre Worte mich dazu brachten, meine beruflichen Ziele völlig zu revidieren. Sie sagte damals: »Ist es nicht plausibler, daß Menschen aufgrund realer Erlebnisse leiden, als daß sie der Macht kindlicher Phantasien oder einer psychischen ›Krankheit‹ unterliegen?« Daß meine Klienten reale und entsetzliche Dinge erlebt hatten, erschien mir als plausibel.

Weitere Aussagen, die den Verlauf meines Lebens maßgeblich beeinflußten und veränderten, kamen von Bessel van der Kolk, der schon 1994 erklärt hatte, daß sich der Körper alles merke (»*The body keeps the score*«). Hätte er nicht den Mut gehabt, etwas zu vertreten, das damals als verrückt angesehen wurde, hätten die Wissenschaftler und Kliniker, die sich der Erforschung und Behandlung von Traumata widmen, niemals die von mir »lebendiges Traumaerbe« genannte Quelle entdeckt. Ohne Bessel van der Kolks Ermutigung und Unterstützung wäre ich niemals zu einer Verfechterin der Bemühungen, diese neuen Ideen in die Traumabehandlung einzubeziehen, geworden. Bessel, ich danke dir aus tiefstem Herzen dafür, daß du es mir ermöglicht hast zu tun, was ich heute tue.

Ohne Pat Ogden und ihre Sensumotorische Psychotherapie hätte ich nicht gelernt, gleichzeitig am Körper und am Geist zu arbeiten; ich hätte ihre sanfte und gewaltlose Art der Traumabehandlung nicht erlernt; und mir wären all die unglaublichen Möglichkeiten unbekannt geblieben, die Pat mir so großzügig erschlossen hat.

Vor allem aber wäre ich ohne meine Klienten nicht dort, wo ich heute stehe; seit den 1990ern sind sie meine Lehrer, und ohne sie hätte ich mein heutiges Verständnis des Traumas nicht entwickeln können. Ohne diese begabten und großzügigen Lehrer könnte ich heute nicht vor Traumatisierten sprechen. Ich wünschte mir, ich könnte sie alle hier namentlich aufführen, aber ich hoffe, Ihnen allen ist klar, wen ich meine. Von Ihnen allen habe ich etwas gelernt, das in dieses Buch eingeflossen ist.

Auch meine Kollegen und die Mitbewohner des weltweiten »Traumadorfs« möchte ich hier erwähnen. Ihre Unterstützung für mich persönlich und ihr Engagement für unsere gemeinsame Mission waren und sind von unschätzbarem Wert. Giovanni Tagliavini und Paola Boldrini sind liebgewonnene italienische Freunde und zuverlässige Gefährten, die unermüdlich daran arbeiten, ein immer besseres Verständnis von Trauma und Dissoziation zu entwickeln und in Italien eine Gemeinschaft der Traumatherapeuten aufzubauen. Meine wundervollen Kolleginnen und Freundinnen Trine Anstorp und Kirsten Benum widmen sich in Norwegen der Förderung eines besseren Verständnisses von Traumata. Und in Australien unterrichtet meine gute Freundin Naomi Halpern seit über zwanzig Jahren unermüdlich australische Psychotherapeuten in den neuesten Techniken der Traumabehandlung.

Als Autorinnen brauchen wir Freunde und Kollegen, die bereit sind, unsere Arbeit durch ihr Nörgeln, Schmeicheln, Ermutigen und erneutes Nörgeln zu begleiten, bis das Buch schließlich fertig ist. Stephanie Ross und Deborah Spragg waren stets meine besten Nörglerinnen und haben mir immer wieder klar gemacht, daß ich etwas zu sagen habe und daß es an der Zeit ist, es zu sagen. Deirdre Fay hatte schon viel früher als ich selbst eine Vision dessen, was ich würde schreiben können, und ich bin ihr zutiefst dankbar dafür, daß sie mich schließlich überzeugt hat, ihr zu glauben. Lisa Ferentz war immer mein Vorbild für das Schreiben von Büchern. Deshalb danke ich auch ihr und unseren Power-Frauen Denise Tordella und Robyn Brickel. Dank schulde ich weiterhin Terry Trotter, Sally LoGrasso, Phyllis Lorenz, Ellen Odza, Marilynne Chophel und den übrigen Mitgliedern der Gemeinschaft sensumotorisch orientierter Therapeuten in der Bay Area, die mich alle so nachdrücklich in meinem Vorhaben unterstützt haben. Und dann gibt es natürlich die jüngere Generation, der Maren Masino angehört, die mich dazu inspiriert hat, meine Arbeit weiter zu verbessern, und mich daran erinnert hat, daß ich etwas zu sagen habe, das dringend gesagt werden muß.

Eine Autorin braucht die Augen und Ohren anderer Menschen, damit sie zu Papier bringen kann, was ihr in ihrem Geist völlig klar ist. Deshalb danke ich Audrey Fortin für das Lesen von Teilen dieses Buches und für ihr sehr nützliches Feedback sowie Linda Jackson, meiner Verlegerin, für ihre unerschütterliche Unterstützung während vieler Jahre. Auch John Braman danke ich für seine kluge und achtsame Anleitung in allen Dingen.

Ganz besonderen Dank verdient meine unglaublich begabte Lektorin Miriam Ramos; ihre Detailgenauigkeit hat mir geholfen, dieses Buch zu etwas viel Besserem zu machen, als mein ursprüngliches Manuskript es hätte erahnen lassen. Als erfahrene Therapeutin hat sie stets sehr schnell erkannt, was deutlicher gesagt werden mußte, und ihrem Scharfblick als Lektorin ist kein Fehler und keine ungewollte Wiederholung entgangen.

Und schließlich möchte ich auch meiner Familie danken: Jadu und Wendy, Jason und Kelli und meinen wunderbaren Enkelinnen Ruby und Nika. Danke, daß ihr immer da wart und daß ihr euch so gut um eure alternde Mutter und Großmutter gekümmert und ihr die intensive Arbeit an diesem Buch nachgesehen habt. Die Arbeit an einem Buch ist für die Familie der Autorin immer mit großen Opfern verbunden. Ich danke euch allen deshalb von ganzem Herzen dafür, daß ihr bereit wart, das auf euch zu nehmen.

Wie Traumatisierte dieses Buch für sich nutzen können

Ich habe dieses Buch für Sie geschrieben.

Obwohl Sie Ihre traumatischen Erlebnisse nicht selbst verschuldet haben, müssen Sie sich mit all den Schwierigkeiten auseinandersetzen, mit denen Sie auf dem Weg zur Genesung von den erlebten Traumata konfrontiert werden. Noch hinderlicher ist, daß keine zuverlässige Beschreibung existiert, die Ihnen zu verstehen hilft, wie sich das Geschehene auf Sie auswirkt und auswirken wird und wie es Ihnen gelingen könnte, sich von diesen Nachwirkungen zu befreien. Das vorliegende Buch will Ihnen eine detaillierte Anleitung für die Reise zur Genesung an die Hand geben, basierend auf dem aktuellen Verständnis von Traumata und ihren Auswirkungen.

Vor dreißig Jahren war man der Auffassung, traumatische Erlebnisse könnten geheilt werden, wenn die unbekannten Details des Geschehens aufgeklärt würden und man den Betroffenen Gelegenheit gebe, ihre Erlebnisse einem ihnen wohlgesonnenen Zuhörer zu erzählen. Doch im Gegensatz zu dem, was wir damals glaubten, verschlimmert dieses Vorgehen die Auswirkungen eines Traumas eher, als daß es sie abmildert. Ich erinnere mich noch gut, daß ich dies damals für sehr unfair hielt. Warum soll ein Mensch, der ohnhin schon sehr gelitten hat, noch mehr leiden müssen, um von seinem Leiden genesen zu können? Niemand außer mir schien dies damals zu hinterfragen, weil es in den 1990er Jahren der einzige verfügbare Ansatz war, und das, obwohl er Traumatisierte ihrem Ziel keinen Schritt näher brachte.

Meine erste Lehrerin auf dem Gebiet der Traumatherapie, Judith Herman, sah die Dinge etwas anders: Sie war felsenfest davon überzeugt, daß Traumatisierte zunächst einmal Informationen benötigen. Man müsse sie darüber aufklären, was es mit Traumata und all ihren Manifestationen, Besonderheiten und Auswirkungen auf sich habe. Um intelligente Entscheidungen für ihr Leben und ihre Behandlung treffen zu können, müßten sie genug über Traumata wissen. Sie erklärte, man müsse Traumatisierten ermöglichen, mit ihren Therapeuten in jeder Hinsicht zu kooperieren, statt passive Empfänger einer Therapie zu sein. In der traumatischen Situation waren sie ihrer Macht und ihrer Entscheidungsmöglichkeiten beraubt worden. Das Gegenmittel, so Judith Herman, sei die Macht des Wissens, die Möglichkeit, die rätselhaften und starken Reaktionen, die solche Menschen oft seit Jahren plagten, zu verstehen und sich aufgrund dessen nicht mehr so verrückt und abnorm wie bisher zu fühlen. In Kapitel 1 werden Sie lesen, daß Bedrohungen und Gefahren automatisch den Gehirnbereich abschalten, der die Aufgabe hat, zu denken, zu planen und zu erinnern. Denken kostet in solchen Situationen zuviel Zeit; instinktive überlebenssichernde Reaktionen erfolgen schneller. Der Körper verhält sich in solchen Fällen gemäß dem Prinzip, daß es besser ist, sofort loszulaufen, als sich nicht von der Stelle zu rühren und zuerst einmal zu überlegen, wie man der Gefahr entgehen kann.

Vielleicht ist Ihnen schon aufgefallen, daß Sie Schwierigkeiten haben, neue Informationen, auch solche, die eigentlich beruhigend wirken müßten, zu verarbeiten. Das ist so, weil ein durch jahrelange schlechte Behandlung konditioniertes traumatisiertes Gehirn jedesmal abschaltet, wenn wir einem Trigger ausgesetzt sind, wenn wir uns verletzlich oder bedroht fühlen oder wenn wir auch nur jemanden das Wort *Trauma* benutzen hören. Im Zuge meiner Suche nach Möglichkeiten, dieses Problem zu umgehen, entdeckte ich, daß mir das Zeichnen von Bildern dessen, was ich zu erklären versuchte, half. Diese einfachen visuellen Darstellungen aktivierten offenbar das denkende Gehirn, das sich daraufhin plötzlich leichter fokussieren konnte. Sogar Heranwachsende verstanden Informationen über Gehirn und Nervensystem leichter, wenn man sie mit Hilfe solcher einfachen Diagramme vermittelte.

Das vorliegende Arbeitsbuch soll Sie in Ihren Bemühungen unterstützen – ob mit oder ohne Hilfe eines Therapeuten – und es soll sowohl Therapeuten als auch Traumatisierte über die neuesten Erkenntnisse der Erforschung des Traumas und seiner Auswirkungen auf Körper und Gehirn informieren. Ich empfehle zwar grundsätzlich, das Buch im Rahmen der Arbeit mit einem auf Traumata spezialisierten Therapeuten zu benutzen, Sie können aber auch völlig auf sich gestellt damit arbeiten. Nicht allen Traumatisierten ist es möglich, sich einer speziellen Traumabehandlung zu unterziehen, und manchmal haben sie nicht einmal die Möglichkeit zu einer psychotherapeutischen Behandlung welcher Art auch immer. In jedem Fall ist eine Anleitung, mit der Sie sich ohne Hilfe befassen können, für Sie selbst dann von Nutzen, wenn Sie Kontakt zu einem erfahrenen Therapeuten haben.

Eine der vielen verbreiteten Traumafolgen ist der Verlust des Vertrauens zu anderen Menschen. Eine Abhängigkeitsphobie, Angst vor Verletzlichkeit und vor einer Selbstoffenbarung sowie sorgsames Vermeiden der Gefühle Traurigkeit und Wut sind unter Traumatisierten ebenfalls weit verbreitete Symptome. Alle diese Ängste sind in einer Welt, in der ein Kind nicht einmal den Menschen, die es umsorgen sollten, vertrauen kann, adaptiv. In solch einer Welt werden Tränen ebenso wie Wut bestraft, emotionale Bedürfnisse ausgebeutet, und Abhängigkeit ist gefährlich. Doch mit Menschen, die Dinge dieser Art erlebt haben, ist es sehr schwer, eine Traumatherapie durchzuführen. In einer Therapie können wir nicht jede Form von Verletzlichkeit vermeiden; wir können das spontane Aufkommen völlig normaler Abhängigkeitsgefühle ebensowenig verhindern wie den Wunsch nach Abhängigkeit; und wir können Tränen und Wut nicht generell verteufeln.

Verständlicherweise wünschen sich Therapeuten, daß ihre Klienten ihnen vertrauen; dabei machen sie sich nicht immer klar, wie schwer es für uns alle ist, einem anderen Menschen zu vertrauen, wenn unser Instinkt uns ständig sagt: »Gefahr, Gefahr – glaube diesem Menschen nicht – vertraue ihm nicht.« Nach meinen Erfahrungen hilft die kognitive Aufklärung über Traumata meinen Klienten, weil ihnen auf diese Weise wissenschaftlich fundierte und schriftlich belegte Informationen zugänglich gemacht werden. Ich fordere sie nicht auf, meinen Ansichten zu vertrauen, ich ermögliche ihnen vielmehr, den Tatsachen zu vertrauen. Solchen Informationen zu vertrauen fiel ihnen meist wesentlich leichter, als mir als Person zu vertrauen. Sie fühlten sich durch die Diagramme bestätigt und stellten erleichtert fest, daß ihre Aktionen und Reaktionen völlig normal waren. Und wenn ich meinen Klienten Kopien dieser Diagramme gab, damit sie zu Hause damit arbeiten konnten, half ihnen dies, zwischen den wöchentlichen Therapiesitzungen zentriert und stabil zu bleiben.

Dieses Arbeitsbuch hat eine dreifache Zielsetzung: Es soll Ihnen helfen, Ihre verwirrendsten, rätselhaftesten und beschämendsten Symptome zu verstehen; es soll Ihre Genesung fördern, indem Sie lernen, die anhaltenden Nachwirkungen traumatischer Erlebnisse zu erkennen, so wie diese sich auf Ihr Alltagsleben auswirken; und es soll Sie darin unterstützen, neue Reaktionsgewohnheiten zu entwickeln.

Einige Empfehlungen für die Nutzung dieses Buches

In diesem Buch geht es nicht um den richtigen Umgang mit traumatischen Erinnerungen. Vielmehr soll es Ihnen bei der Genesung von den *Auswirkungen* eines Traumas helfen: von den physischen und emotionalen Auswirkungen sowie von den Veränderungen Ihrer Überzeugungen, die durch ein Trauma entstehen. Vielleicht ist Ihnen noch gar nicht klar, wie vielfältig Ihr Trauma Sie beeinflußt hat. Sie können aber davon ausgehen, daß jede überwältigende Emotion, die Sie sich nicht erklären können, höchstwahrscheinlich ein Traumasymptom ist. Ziehen Sie in Betracht, daß auch Selbstschädigungsimpulse, kritische oder ängstliche Gedanken sowie Taubheitsempfindungen sowie das Gefühl der Unverbundenheit Auswirkungen eines Traumas sein können. Nach meinen Erfahrungen können Traumatisierte selbst dann unter zu starken Emotionen leiden, wenn sie diese gar nicht spüren. Daß wir keinerlei Emotion spüren, ist eine Reaktion unseres Körpers auf Gefühle, die uns überfordern, weil wir sie nicht ertragen können. Wenn Sie leben, fühlen Sie – selbst wenn Sie Ihre Empfindungen nicht identifizieren können und Sie sich von Ihren Emotionen oder Ihrem Körper abgeschnitten fühlen.

Nehmen Sie sich für dieses Buch Zeit. Es hilft Ihnen nicht weiter, wenn Sie die Lektüre als überwältigend empfinden oder wenn Sie darauf reagieren, indem Sie sich verschließen. Hüten Sie sich vor dem Gefühl, Sie müßten das ganze Buch zwingend durchlesen. Ein innerer Zwang, das ganze Buch in einem Zug durchzuarbeiten, ist wahrscheinlich ein Traumarelikt. Ich rate Ihnen, immer nur ein Kapitel zu lesen und sich dann ein paar Tage oder Wochen Zeit zu nehmen, um den Inhalt zu verstehen; Sie können sich in dieser Zeit ein Arbeitsblatt vornehmen und herausfinden, wie Sie sich dabei fühlen, und sich später einem anderen Arbeitsblatt zuwenden. Erscheint Ihnen ein Arbeitsblatt als nützlich, können Sie mehrere Kopien davon herstellen und sie nach und nach ausfüllen, insbesondere wenn Sie sich in einer schwierigen Situation befinden. Die passende Auswahl von Arbeitsblättern kann Ihnen helfen, den Mut nicht sinken zu lassen, zentriert zu bleiben und zu wissen, wo Sie sich befinden. Falls ein bestimmtes Arbeitsblatt Sie zu sehr in Aufruhr versetzt oder falls es Ihnen erschwert zu denken, sollten Sie es vorerst zur Seite legen und es sich erneut vornehmen, wenn sich die Situation geändert hat, oder es gar nicht mehr benutzen.

Es geht nicht darum, diesen Kurs mit einer Eins abzuschließen! Das Buch soll zu Ihrem Verbündeten auf Ihrem Weg zur Heilung werden – nicht zu einem weiteren Druckfaktor, einer zusätzlichen Last oder einem weiteren Ziel.

Beschäftigen Sie sich intensiver mit dem, was Sie anspricht. Und gestatten Sie sich, Abschnitten des Buches, die für Sie schwieriger oder unwichtiger sind, weniger Aufmerksamkeit zu schenken. Ein Arbeitsbuch enthält zwangsläufig sowohl Informationen, die für Sie persönlich sehr aktuell und wichtig sind, als auch Informationen, die Ihnen als zu banal erscheinen werden oder die mit dem, was Sie persönlich erleben, nichts zu tun haben. Statt das Buch Abschnitt für Abschnitt durchzuarbeiten, in der Reihenfolge, in der es geschrieben ist, sollten Sie sich zugestehen, unter den Kapiteln diejenigen auszuwählen, die Ihnen als wichtig erscheinen und die Sie interessieren. Auf das zu achten, was Sie in einem bestimmten Augenblick brauchen, ist eine wichtige Fähigkeit, die Sie auf dem Weg zur Genesung erlernen müssen.

Verfolgen Sie neugierig starke negative Reaktionen auf bestimmte Abschnitte in diesem Buch, falls Sie diese bei sich bemerken. Setzen Sie sich aber nicht unter Druck herauszufinden, warum Sie so reagieren. Eine starke negative Reaktion bedeutet in der Regel, daß eine Furcht oder ein traumabezogener Widerstand aktiviert worden ist. Widerstand sollten wir nie als negative Reaktion verstehen – er zeigt nur, daß wir uns bedroht fühlen; und jedem Gefühl der Bedrohung oder Gefahr gegenüber Neugier zu entwickeln ist in jedem Fall aufschlußreich. Deshalb müssen Sie sich nicht zwingend mit den betreffenden Abschnitten in diesem Buch beschäftigen – es reicht völlig, wenn Sie Ihrem Mißtrauen oder Ihrer Aversion gegenüber Neugier zulassen. Wenn es Ihnen möglich ist, sollten Sie sich mit Arbeitsblättern auch dann auseinandersetzen, wenn sie Ihnen nicht zusagen. Versuchen Sie in einem Probelauf herauszufinden, ob sie wirklich so unangenehm sind, wie Sie annehmen. Probieren Sie aus, was Sie nicht mögen, und stellen Sie fest, ob es von Nutzen ist. Wenn das nicht der Fall ist oder wenn Sie die Auseinandersetzung mit ihnen als überwältigend empfinden, sollten Sie sich zugestehen, sich etwas anderem zuzuwenden. Sie können jederzeit zu überschlagenen Abschnitten und Arbeitsblättern zurückkehren und feststellen, ob diese Ihnen mittlerweile als wichtiger erscheinen oder ob Ihnen die Arbeit daran weniger schwerfällt.

Denken Sie daran, daß Sie sich Traumanachwirkungen und -symptome nicht gewünscht haben und daß Sie sie nicht beeinflussen können. Sie zu verstehen hilft Ihnen, sich in Ihrer eigenen Haut wohler zu fühlen.

Traumata wirken sich auf Menschen auf ganz bestimmte Weisen aus, weil unser Gehirn und Körper dem Überleben höchste Priorität einräumen. Sie versuchen, mit Traumata fertig zu werden, indem sie instinktiv Muster entwickeln, die uns bei einem erneuten Auftreten der gleichen Gefahren schützen sollen. Wenn Sie dem Einfluß von Symptomen wie Depression, Hoffnungslosigkeit, Flashbacks, Phobien, Angst vor dem Verlassenwerden und/oder vor Nähe unterliegen, können Sie sich vergegenwärtigen, daß solche Reaktionen Ausdruck einer Überlebensstrategie sind. Flashbacks (Erinnerungsblitze) sorgen dafür, daß wir auf der Hut bleiben; Depression und Hoffnungslosigkeit verschließen uns der Welt gegenüber, so daß wir besser darin werden, gesehen, aber nicht gehört zu werden; Furcht schränkt uns in unseren Beziehungen und unserer Handlungsfreiheit ein; Scham bringt uns dazu, uns zurückzuziehen und uns so unsichtbar zu machen. Jedes Symptom repräsentiert eine Strategie Ihres Gehirns und Körpers, mit einem chronischen Bedrohungszustand fertig zu werden. Falls die anhaltenden Nachwirkungen Ihres Traumas Sie frustrieren, sollten Sie Ihrem Gehirn und Nervensystem die Schuld daran geben, nicht sich selbst!

Drängen Sie sich niemals selbst, und strengen Sie sich nicht zu sehr an – aber geben Sie auch nicht auf. Weil es Mühe kostet zu überleben – denn Sie werden dabei an Ihre Grenzen gebracht und dürfen in Ihren Bemühungen nie nachlassen –, sollten Sie bei der Heilung so wenig Mühe wie möglich aufwenden müssen. Doch aufgeben ist nicht gleichbedeutend mit Heilung. Ebensowenig förderlich ist Selbstverurteilung. Wichtige Prinzipien für die Heilungsarbeit sind, sich bewußt dafür zu entscheiden, bedächtig und ohne inneren Druck an die Arbeit heranzugehen, nie zu versuchen, etwas zu erzwingen, und sich zu fordern, ohne sich unter Druck zu setzen oder sich selbst zu verurteilen. Es gibt keine richtige oder falsche Benutzung dieses Arbeitsbuches. Wenn Sie sich darin mit etwas konfrontiert sehen, das Sie lieber vermeiden möchten, sollten Sie sich die Zeit nehmen, darüber zu reflektieren, was Ihrem Vermeidungsimpuls zugrunde liegt, sich zu fragen, was ihn ausgelöst hat, und dann sehr bewußt darüber zu entscheiden, ob Sie sich der Herausforderung stellen oder Ihrem Impuls, den thematisierten Aspekt zu ignorieren, folgen wollen. Sie können sich dann vorerst für das Ignorieren entscheiden, sich vornehmen herauszufinden, was Ihnen als so bedrohlich erscheint, oder den betreffenden Abschnitt im Buch einfach überschlagen.

Zum Abschluß wünsche ich Ihnen alles Gute auf Ihrer Reise zur Heilung und Genesung. Seit mittlerweile 40 Jahren bemühe ich mich, auf der ganzen Welt die Wahrnehmung und das Verständnis von Traumata zu fördern und Behandlungsansätze zu unterstützen, die Nachwirkungen von Traumata aufzulösen vermögen. Diese können Traumatisierte noch lange nach ihren akuten traumatischen Erlebnissen plagen.

Es freut mich, daß auch Sie Ihr Trauma überlebt haben. Nun ist es an der Zeit für die Heilung. Ich hoffe, daß dieses Arbeitsbuch Ihnen auf dem Weg dorthin helfen wird.

Wie Therapeuten dieses Buch bei der Arbeit mit ihren Klienten nutzen können

Dieses Buch wurde durch die Ideen von zwei der wichtigsten Pioniere der Traumaarbeit maßgeblich beeinflußt: Judith Herman und Bessel van der Kolk. Ich hatte das Glück, daß Judith Herman in den frühen 1990er Jahren meine Lehrerin war, und kann es nur als einen weiteren Glücksfall bezeichnen, daß Bessel van der Kolk seit 1995 mein Kollege und Mentor war, also seit der Zeit, in der die neurobiologische Revolution begann, die unsere Vorstellungen darüber, was es bedeutet, ein Trauma zu behandeln, völlig verändert hat. Untersuchungen über traumatische Erinnerungen, inspiriert durch Bessel van der Kolks Theorie, daß »der Körper sich alles merkt«, haben entscheidend dazu beigetragen, die Traumatherapie von einem ereigniszentrierten in einen erlebenszentrierten Ansatz zu verwandeln. In dem Maße, wie wir die langfristigen Auswirkungen traumatischer Erlebnisse besser verstanden, wurde immer klarer, daß wir neue Behandlungsansätze brauchten – Ansätze, die von den Traumatisierten, denen wir zu helfen versuchten, als weniger überwältigend und als stärkender empfunden würden.

Aber nicht nur die führenden Forscher und Pioniere veränderten die Orientierung von Traumabehandlungen – die Traumatisierten trugen auch selbst dazu bei.

Traumabehandlungen hatten sich in ihren Anfängen darauf konzentriert, den Patienten verschollene Erinnerungen wieder zugänglich zu machen und ihnen zu ermöglichen, diese einem nicht urteilenden Zeugen mitzuteilen. Diese Bemühungen hatten aber nie die von Therapeuten und Klienten erhoffte Wirkung. Unsere traumatisierten Klienten machten uns klar, daß ihnen das Erzählen ihrer Geschichten nicht zu der in Aussicht gestellten Linderung verhalf. Die dadurch hervorgerufenen überwältigenden Emotionen waren nicht zuverlässig therapeutisch von Nutzen, weil sie die Fähigkeiten der meisten Klienten im Umgang mit ihren Empfindungen überstiegen. Sie erlebten das Erzählen ihrer Geschichte und die dadurch hervorgerufenen emotionalen Reaktionen als retraumatisierend und verstörend, nicht als heilend. Viele Klienten konnten sich an die Geschichten, die sie erzählten, später nicht erinnern, weil sie nicht in der Lage waren, gleichzeitig über ihre Erlebnisse zu sprechen und präsent zu bleiben. Und noch viel mehr Klienten konnten weder spüren noch sich daran erinnern, daß jemand Zeuge ihrer Äußerungen gewesen war. Judith Herman war angesichts dessen, was sie bei ihren Klienten beobachtete, während diese ihre Geschichten erzählten, sehr beunruhigt. Einige wurden selbstdestruktiver und suizidaler, fingen an, Drogen und Alkohol zu konsumieren, um mit ihren übermächtigen Gefühlen fertig zu werden, oder waren nicht mehr in der Lage, ihren Alltag zu bewältigen. Deshalb vertrat sie rigoros die Auffassung, eine Traumabehandlung solle nicht noch mehr Leiden verursachen oder das Leben von Menschen, die ohnehin schon sehr gelitten hatten, noch stärker belasten.

Deshalb griff Judith Herman wie viele frühe Vertreter der Traumatherapie auf eine Idee zurück, die als erster gegen Ende des 19. Jahrhunderts Dr. Pierre Janet vertreten hatte: ein phasenorientiertes Behandlungsmodell, dem gemäß sich Klient und Therapeut zunächst darauf konzentrieren, Symptome und Emotionen zu stabilisieren und so eine Grundlage zu schaffen, von der aus sich Klienten ihrer traumatischen Vergangenheit aus einer Position der Stärke heraus zuwenden (Herman 1992/1993). Als Feministin befaßte sie sich besonders aufmerksam mit Macht und Privilegien, und weil die inhärente Ungleichheit in der therapeutischen Beziehung sie sorgte, zielte der von ihr entwickelte Ansatz darauf, Traumatisierte zunächst zu Traumaexperten zu machen. Indem sie ihnen das verfügbare Wissen über Traumata erschloß, arbeitete sie auf eine gleichmäßige Verteilung der Macht in der Beziehung hin: Wenn Traumatisierte über Traumata alles wußten, was ihre Therapeuten wußten, hatten sie bei der Traumaarbeit bessere Chancen, als Gleichgestellte behandelt zu werden. Dies war 1990 eine ziemlich radikale Idee. Damals spielte das, was wir heute Psychoedukation nennen, in der Psychotherapie noch keine Rolle. Dieser Ansatz galt als »zu intellektuell« – so etwas war keine Therapie!

Ungeachtet dessen erwartete man von mir als promovierter Mitarbeiterin in Judith Hermans Klinik, daß ich lernte, Patienten durch Psychoedukation klarzumachen, daß die bei ihnen auftretenden belastenden Empfindungen und Symptome angesichts dessen, was sie real erlebt hatten, völlig normale Erscheinungen waren. Wenn sie lernten, ihre Suizidalität, ihre Neigung zur Selbstschädigung, ihre Tendenz, sich zu isolieren, ihr Mißtrauen und ihre Angst davor, verlassen zu werden, als normale Folgen ihrer traumatischen Erlebnisse anzusehen, würde das ihre Schamgefühle verringern und ihnen helfen, sich als kompetente Überlebende, statt als gedemütigte Opfer zu sehen. Es war zwar nicht immer leicht, mit Psychoedukation zu arbeiten, aber ich habe nur selten Klienten getroffen, die etwas dagegen einzuwenden hatten, sofern sie mit Empathie verbunden war – und dabei ging es weniger um Empathie angesichts ihrer Verletzlichkeit als um eine Empathie, die würdigte, wie sie ihre Traumata überstanden hatten. Die Psychoedukation erleichterte es diesen Menschen zu ertragen, was sie durchgemacht hatten, ohne daß sie sich mit allen Einzelheiten dieser Erlebnisse auseinandersetzen und ihre überwältigenden Emotionen noch einmal durchleben mußten. Sie ermöglichte es ihnen auch zu hoffen und stärkte ihren Glauben daran, genesen zu können. Schließlich *hatten* sie ihre traumatischen Erfahrungen ja überlebt!

Die nächste wichtige Lektion lernte ich in Bessel van der Kolks Klinik. Dort interessierte man sich weniger für bestimmte Ereignisse als für die kumulative Wirkung traumatischen Geschehens wie Trennung der Eltern, Bindungsversagen, Vernachlässigung, Mißbrauch und häusliche Gewalt gegenüber kleinen Kindern. Nur selten hatten unsere Klienten ein einziges Trauma erlebt. Bei den meisten waren es zahlreiche Vorfälle gewesen, verursacht durch mehrere Täter in einem Kontext von Vernachlässigung und Bindungsversagen. Während meiner Teilnahme an den Teamsitzungen Bessel van der Kolks als Supervisorin wurde ich Woche für Woche über neue Erkenntnisse informiert, die aus den ersten auf Gehirn-Scans basierenden Studien resultierten. Bessels erste Untersuchung über das Wesen traumatischer Erinnerungen demonstrierte, daß im Augenblick der Erinnerung der Präfrontalkortex (insbesondere die für verbale Erinnerungen und verbalen Ausdruck zuständigen Bereiche in der linken Hemisphäre) inaktiv war, wohingegen die nonverbalen Gehirnbereiche (das limbische System und insbesondere die Amygdala) besonders aktiv wurden. Die Betroffenen büßten also die Fähigkeit, sich an Wörter zu erinnern, ein und erinnerten sich statt dessen körperlich und emotional. Nun wurde endlich klar, warum so viele unserer Klienten bezüglich der erlebten traumatischen Ereignisse eine Amnesie entwickelt und gleichzeitig so starke Symptome hatten: Sie erlebten ihr Trauma in Form sensorischer Fragmente ohne Worte (van der Kolk & Fisler 1995, S. 516), abgekoppelt von jeder chronologischen Erinnerung an das Ereignis.

Diese nonverbalen, sensorischen Elemente traumatischer Erlebnisse waren manchmal die einzig verbliebene Spur von dem, was geschehen war, eine Art lebendiges Erbe, das aufzulösen nicht möglich war, weil die erinnerten Gefühle und Körperempfindungen nicht als der Vergangenheit zugehörig, sondern als sehr präsent empfunden wurden, als Bestandteile des Hier und Jetzt. Sogar die Symptome der Klienten, die Gründe, derentwegen sie zur Behandlung gekommen waren, deuteten in der Regel darauf hin, daß traumatische Erinnerungen vorlagen und ihre Wirkung taten. Mary Harvey, eine Kollegin von Judith Herman, pflegte zu sagen: »Traumatisierte haben Symptome anstelle von Erinnerungen« (persönliche Mitteilung, 23. September 1990). Bessel van der Kolks Untersuchungen haben gezeigt, daß sie mit dieser Auffassung richtig lag. Nur wußten die meisten Klienten nicht, daß sie es mit Erinnerungen zu tun hatten, wenn sie sich fürchteten, sich schämten, wütend oder verängstigt waren. Und auch die meisten Therapeuten wußten dies nicht.

In diesem Zusammenhang betrachtet, wurde es noch wichtiger, daß ich meine Klienten über ihre Symptome und Reaktionen aufklären mußte. Doch Psychoedukation bedeutete nun, daß ich ihnen erklären mußte, wie ihr Gehirn funktionierte. Und wir würden versuchen müssen, ihnen diese komplexen Konzepte zu erklären, obwohl die wissenschaftlichen Untersuchungen gezeigt hatten, daß ihr Arbeitsgedächtnis und ihre Fähigkeit zu verbalem Ausdruck durch ihre Reaktionen auf das erlebte Trauma beeinträchtigt waren. Um diese komplexen Informationen vereinfacht darstellen und sie so für meine Klienten verständlich machen zu können, entwickelte ich einfache Diagramme und verringerte so die Zahl verbaler Informationen, die das Gehirn der Klienten verarbeiten mußte.

Zu meiner Überraschung kamen die meisten Klienten mit meinem »Neurowissenschaft für Dummies«-Ansatz gut zurecht, und es fiel ihnen auch leichter, sich zu fokussieren, wenn ich ihnen Konzepte mit Hilfe von Zeichnungen vermittelte, statt sie verbal zu erklären! Und dank einer Kollegin, die mich bat, meine Diagramme zu veröffentlichen, damit auch sie selbst und andere sie benutzen konnten, entwickelte ich zunächst ein Flipchart und nannte es »Hilfestellungen zur Psychoedukation in der Arbeit an psychischen Traumata«. Ein Flipchart zu haben war wichtig, weil bei der Psychoedukation die Zusammenarbeit im Vordergrund steht. Klient und Therapeut müssen sich die Diagramme gemeinsam anschauen können. Die Abbildungen sollten auf einer Staffelei oder etwas ähnlichem präsentiert werden, damit das gemeinsame Betrachten einer Abbildung keine körperliche Nähe erforderlich machte, und die Darstellung mußte für beide Beteiligten gut erkennbar sein.

Zehn Jahre später habe ich das hier vorliegende Arbeitsbuch als Ergänzung zu jenem Flipchart geschrieben. Darin erläutere ich die Diagramme ausführlicher und erkläre einige Strategien für den Umgang mit Traumareaktionen, die man in Therapiesitzungen wie auch bei der privaten Arbeit zu Hause benutzen kann.

Wie Sie das Arbeitsbuch gemeinsam mit Ihren Klienten nutzen können

Meine erste und wichtigste Empfehlung für Therapeuten lautet: Langsamer ist schneller.

Wecken Sie das Interesse Ihrer Klienten an den hier beschriebenen Ideen, bevor Sie ihnen das Arbeitsbuch empfehlen oder ihnen auftragen, damit zu arbeiten. Psychoedukation braucht keinen »schulischen« Charakter zu haben und kann sehr beziehungsorientiert sein. Dies bedeutet unter anderem, daß Sie sich als Therapeut auf den Zustand und die Interessen Ihrer Klienten einstimmen müssen. Wenn ich ihnen das Arbeitsbuch empfehle, bevor ich plausibel erklärt habe, welchen Nutzen das für sie haben könnte, ist die Chance geringer, daß sie es tatsächlich nutzen. Wecke ich hingegen Neugier oder Interesse, sind die Klienten dazu motiviert, sich mit dem Buch zu beschäftigen. Und die einfachste Möglichkeit, Neugier zu wecken, besteht darin, Klienten das erste Flipchart-Diagramm, »Das lebendige Traumaerbe«, zu präsentieren.

Bei der Vorstellung dieses Diagramms sage ich gewöhnlich: »Ich würde Ihnen gern etwas zeigen, daß Ihnen helfen könnte, Ihre großen Schwierigkeiten zu verstehen. Sind Sie damit einverstanden? Haben Sie Interessr herauszufinden, warum Sie sich so verrückt fühlten? Warum Sie sich so überwältigt fühlten?« Dann stelle ich das erste Diagramm, Abbildung 1.1 auf Seite 35, vor, weil es für die Probleme und Symptome der meisten Klienten wichtig ist. Doch das Arbeitsbuch muß nicht wie vorgegeben benutzt werden. Tatsächlich wirkt diese Arbeit wesentlich stärker therapeutisch, wenn sie im Augenblick des Geschehens im Sinne einer empathischen Reaktion auf etwas, das den Klienten quält oder aus der Fassung bringt, erfolgt. Glücklicherweise ist es leicht, dieses erste Diagramm im beschriebenen Sinne zu benutzen.

Weil es wichtig ist, daß sowohl die Diagramme als auch das gesamte Arbeitsbuch als relevant und von relationalem Wert empfunden werden, empfehle ich Therapeuten, das Buch zunächst vollständig (oder zumindest die ersten Kapitel) zu lesen und sich so mit den darin enthaltenen Themen vertraut zu machen. Das erleichtert spontanes Reagieren auf die Bedürfnisse der Klienten und echtes Interesse oder echte Begeisterung hinsichtlich dessen zu wecken, was ein Konzept oder Kapitel ihnen sagt.

Der relationale Wert der Fähigkeit des Therapeuten, eine Verbindung zwischen dem unmittelbaren Bedürfnis eines Klienten und relevanten Informationen im Arbeitsbuch herzustellen, ist sehr stark. Traumatisierte haben zumeist keine spontane eingestimmte Reaktion auf ihre Gefühle und Bedürfnisse erlebt. Wenn wir eine Verbindung zwischen dem Leid, das Klienten heute erleben, und einem größeren Zusammenhang herstellen können, der das, was sie fühlen, validiert oder als normal erscheinen läßt, wirkt das sehr beruhigend.

Carla befand sich zum Zeitpunkt ihrer ersten Therapiesitzung in einem Zustand starker Dysregulation. Sie saß an der Kante ihres Stuhls, sichtlich aufgeregt, zitternd, und sprach so schnell, daß es ihr kaum gelang, Worte hervorzubringen. Weil die traumabasierten Reaktionen, die plötzlich ihren Geist und Körper überflutet hatten, sie verwirrten und überwältigten, hatte diese beruflich sehr erfolgreiche Frau bei mehreren

Therapeuten Hilfe gesucht, doch das Reden über ihre traumatische Kindheit hatte ihre Symptome und Emotionen noch verstärkt.

Zunächst mußte ich ihre Erlebnisse validieren und ihr versichern, daß ich sie für normal hielt. Ich mußte Carla an dem Punkt begegnen, wo sie sich befand, und ihr erklären, was vor sich ging. Ich sagte: »Sie sind überflutet – das ist es, was Ihrem Gefühl nach nicht stimmt. Körper und Nervensystem sind bei Ihnen so stark aktiviert, daß Sie nicht klar denken können.« Das bestätigte sie und sagte: »Die einzige Situation, in der ich mich zumindest ein paar Stunden lang ein wenig entlastet fühle, ist die Zeit bei der Arbeit.«

Ich antwortete: »Ja, das kann ich gut verstehen.« Damit validierte ich erneut ihr Erleben. »Die traumatische Aktivierung schaltet Ihren Präfrontalkortex ab. Sie fühlen sich erleichtert, wenn Sie arbeiten, weil die Arbeit den Präfrontalkortex anregt. Darf ich Ihnen das einmal zeigen?« Sie nickte. Ich suchte im Buch die entsprechende Abbildung und zeigte sie ihr. Sie fing augenblicklich an, sich zu fokussieren, und ihr Körper beruhigte sich ein wenig. »Das Gehirn erinnert sich an überwältigende Erlebnisse hauptsächlich in Form von Empfindungen und Körpererinnerungen, weniger in Form von Ereignissen – das hat bei Ihnen das Gefühl, überwältigt zu werden, erzeugt. Wahrscheinlich haben Sie gedacht, Sie würden verrückt!« Damit sprach ich die tiefste Furcht der meisten Traumatisierten an, und anschließend mühte ich mich mit Hilfe des Diagramms, die Klientin zu beruhigen. »Aber das ist normal – denn wie Sie hier sehen, werden traumatische Erlebnisse in diesem kleinen Bereich mit Namen ›Amygdala‹ aufgezeichnet; deshalb sind die Symptome so stark. Es treten keine Bilder oder Flashbacks auf, sondern emotionale und körperliche Reaktionen, die überwältigend wirken, weil es sich dabei um traumatische Erinnerungen handelt. Und dann schalten die Frontallappen ab! Sie empfinden starke Angst in Ihrem Körper, und Ihnen fehlt jede Möglichkeit zu verstehen, woher diese Angst kommt und was sie beinhaltet.« Ich merkte, daß sich Carlas innere Unruhe allmählich legte, während sie mir zuhörte und sich das Diagramm anschaute. »Sie werden sich besser fühlen, wenn es uns gelingt, Ihre Frontallappen aktiv zu halten – so wie sie es bei der Arbeit sein müssen.« Carla antwortete: »Mich interessiert alles, was mir hilft, mich nicht mehr so fühlen zu müssen!«

Warten Sie grundsätzlich, bis der Klient Interesse erkennen läßt, bevor Sie ihm eine Intervention vorschlagen. Traumatisierte wie Carla reagieren sehr sensibel darauf, wie andere ihnen begegnen. Wenn Sie ihnen dann verfrüht dieses Arbeitsbuch oder irgendeine andere Intervention empfehlen, kann sich das negativ auf ihr Interesse auswirken. Versuchen Sie, aus den besorgten Äußerungen Ihres Klienten einen

Grund abzuleiten, der ihm die Verwendung des Arbeitsbuches als plausibel erscheinen läßt: »Wenn Sie mit dieser Art, Traumata zu verstehen, etwas anfangen können, interessiert Sie vielleicht auch das Buch, aus dem diese Zeichnung stammt ...« Oder: »Wenn Ihnen diese Zeichnung etwas sagt, können Sie ja vielleicht auch mit dem Arbeitsbuch, aus dem sie stammt, etwas anfangen.« Man beachte, daß ich das Buch niemals direkt empfehle. Ich erwähne, daß es eine Ressource ist, und überlasse es dem Klienten, darauf neugierig zu werden. Ich könnte es auch auf meinem Tisch liegen lassen, so daß der Klient es jede Woche dort sieht und allmählich neugierig wird. Oder ich erwähne es beiläufig im Gespräch: »Das erinnert mich an etwas, das in diesem Buch steht ... Darf ich es Ihnen einmal zeigen?« Oder ich informiere den Klienten: »Ich habe dieses Buch gelesen, und ich glaube, es könnte Ihnen nützlich sein. ... Haben Sie Lust, einen Blick hineinzuwerfen?«

Denken Sie stets daran, daß ein Trauma entsteht, weil jemand von anderen gezwungen wird, etwas zu tun. Deshalb ist es bei einer Traumabehandlung sehr wichtig, daß Therapeuten stets mehrere Entscheidungsmöglichkeiten anbieten, auch wenn sie selbst genau zu wissen glauben, was dem Klienten am ehesten helfen würde. Manche Klienten wollen nur den Text des Arbeitsbuches lesen, anderen gefallen die Arbeitsblätter besonders, und sie möchten diese benutzen. Einige reagieren negativ auf den Begriff *Hausaufgabe*, weil sie in der Schule mit dem Lernen Probleme hatten oder weil sie dort für sie schmerzhafte Erfahrungen gemacht haben. Wenn Klienten sich vor Mißerfolg oder Beschämung fürchten, können Sie ihnen anbieten, mit Ihnen gemeinsam zu untersuchen, ob die Arbeitsblätter für sie nützlich sind. Sie könnten dann einen Absatz aus dem Buch vorlesen, der sich auf das bezieht, was der Klient erlebt, und anschließend können Sie sich mit ihm gemeinsam ein Arbeitsblatt vornehmen und feststellen, ob er darin einen Nutzen erkennt. Je weniger Druck wir auf Klienten ausüben, um so besser gelingt die Zusammenarbeit mit ihnen. Je leichter wir über uns selbst lachen können, wenn sich ein Diagramm oder Arbeitsblatt als nicht nützlich erweist und wir uns vorwerfen, die Situation falsch eingeschätzt zu haben, um so eher sind Klienten bereit, sich zu einem späteren Zeitpunkt auf einen neuen Versuch mit dem Material einzulassen. Und falls ihnen die Arbeit mit den Diagrammen zusagt, sind sie wahrscheinlich eher bereit herauszufinden, ob ihnen auch das Arbeitsbuch etwas sagt.

Es ist wichtig, die Informationen »mundgerecht« zu präsentieren. Vergegenwärtigen Sie sich die Auswirkungen traumatischer Aktivierung auf die Denkfähigkeit des Gehirns, so wie es am Beispiel Carlas beschrieben wurde. Weil unsere Klienten nur eine sehr begrenzte Anzahl von Informationen auf einmal verarbeiten können, müssen wir ihnen kleine Happen servieren, die sie aufnehmen können, bevor wir ihnen die nächste Portion vorlegen. Jedes Diagramm stellt ein anderes Konzept vor, und in der Regel ist es besser, in einer Sitzung nur ein Konzept oder höchstens zwei miteinander verwandte Diagramme zu behandeln. »Langsamer ist schneller« habe ich schon früh auf die Traumaarbeit anzuwenden und als beruhigende Maxime selbst für Klienten, die in Eile sind, zu schätzen gelernt. Wenn ich neues Material geschickt portioniere, können Klienten es gut aufnehmen und starkes Interesse daran entwikkeln, und letztlich bringt uns diese Vorgehensweise schneller zum Ziel. Präsentieren wir zu viele Informationen in zu kurzer Zeit, und unser Klient wird damit nicht fertig, kommen wir langsamer voran. Er kann dann sogar eine Aversion gegenüber weiteren neuen Informationen entwickeln oder größere Schwierigkeiten haben, mir zu vertrauen, wenn ich mit der Psychoedukation fortfahre.

Benutzen Sie dieses Buch nicht, ohne es in einen therapeutischen Kontext einzubinden. Für Klienten ist es von größerem Wert, es als Ressource zu benutzen, als die Arbeit damit zu einem Selbstzweck zu machen. Weil es die Effektivität von Traumabehandlungen nach jeder Methode unterstützen soll, ist es wichtig, daß Klienten es als Ressource und als Verbündeten erleben. Das Buch kann in der Phase der Vorbereitung auf eine EMDR-Behandlung (Shapiro 2001/2012) oder eine körperorientierte Therapie, etwa die Sensumotorische Psychotherapie (Ogden & Fisher 2015) oder Somatic Experiencing (Levine 2015/2016) genutzt werden. Die Arbeit damit kann für die Stabilisierung von Klienten vor jeder Traumaverarbeitung nützlich sein, und sie kann ihnen helfen, ihre allgemeine Funktionsfähigkeit wiederzuerlangen. Falls Ihnen für Ihre therapeutische Arbeit nur eine beschränkte Zahl von Sitzungen zur Verfügung steht und Sie den Druck verspüren, in kurzer Zeit eine Menge Arbeit bewältigen zu müssen, kann Ihnen das Buch helfen, für die aktive therapeutische Arbeit möglichst viel Zeit zu reservieren oder fortzuführen, was Sie im direkten therapeutischen Dialog initiiert haben. Stabilisierung und Psychoedukation werden noch wichtiger, wenn Therapeuten sich gezwungen sehen, in einem sehr eingeschränkten Zeitrahmen zu arbeiten. Vergessen Sie aber nie, daß zu viele neue Informationen, in zu kurzer Zeit präsentiert, einen Klienten entmutigen können, statt ihn zu inspirieren. Es geht darum, Traumatisierten durch Psychoedukation zu helfen, mit ihren Symptomen und getriggerten Reaktionen besser fertig zu werden, weiterhin ihren Weg zurück ins normale Leben nach einem Trauma zu unterstützen und das, was sie erlebt haben, zu validieren, ohne daß sie gezwungen werden, sich das Erlebte in all seinen entsetzlichen Einzelheiten zu vergegenwärtigen.

Beziehen Sie Klienten in eine gemeinsame Exploration ein

Das Arbeitsbuch vermag eine größere Wirkung zu entfalten, wenn es im Rahmen der therapeutischen Beziehung genutzt wird. Wenn das Buch für Lesehausaufgaben parallel zur Therapie herangezogen wird, können Klienten dies als Distanzierungsversuch verstehen. Nutzen Sie es besser als Ressource für die gemeinsame Arbeit oder als Begleitbuch zur Therapie.

Bedenken Sie, daß Ihr Präfrontalkortex, wenn Sie als Therapeut arbeiten, wahrscheinlich nicht durch traumatische Aktivierung gehemmt ist. Sie sind deshalb besser als Ihre Klienten in der Lage, neue Informationen aufzunehmen und sie zu verallgemeinern oder anzuwenden. Scheuen Sie sich nicht, Klienten zu helfen, über diese Dinge nachzudenken. Sie können Ihnen das eigenständige Denken zwar nicht ersparen, aber Sie können die Aktivität ihres Gehirns anregen. Nutzen Sie die Diagramme und Arbeitsblätter, um gemeinsames Erleben zu fördern. Zögern Sie nicht, Ihre persönliche Sicht zu erläutern: »Ich entnehme dieser Seite folgendes. Sie haben kein schlechtes Urteilsvermögen. Aber wenn Trigger die kognitiven Fähigkeiten Ihres Gehirns beeinträchtigen, übernehmen Ihre Gefühle und Impulse die Kontrolle. Verstehen Sie das?« Sie können Klienten auch nach ihrer Sicht fragen: »Können Sie mit dem, was auf dieser Seite steht, etwas anfangen? Kennen Sie es aus Ihrem Leben? Wie wirkt es sich auf Sie aus?« Oder: »Ich habe darüber nachgedacht, wie stark sich das in Ihrem Erleben niederschlägt. Haben Sie auch dieses Gefühl?«

Nehmen Sie in Therapiesitzungen möglichst immer wieder auf das im Buch Beschriebene Bezug. »Wie steht es mit Ihrem Nervensystem, während Sie über diese Dinge sprechen?« Oder: »Ist das für Ihre Schläfenlappen ein zu starker Trigger? Werden sie ein wenig überlastet?« Oder: »Es klingt, als würde Ihre Amygdala ziemlich durchdrehen, wenn andere Menschen und besonders Männer in Ihrer Nähe sehr laut sind. Schaltet Ihr Denkvermögen dann ab?« Ein Problem, mit dem Traumatisierte konfrontiert werden, ist die Unfähigkeit eines traumatisierten Gehirns, Vergangenheit und Gegenwart voneinander abzugrenzen, den sicheren Zustand jetzt vom gefährdeten Zustand damals, normale Gefühle von getriggerten traumabasierten Emotionen. Je stärker das in diesem Buch Erörterte in die Therapiegespräche einbezogen wird, um so besser gelingt es den Klienten, das Gelernte zu integrieren.

Umgang mit negativen Reaktionen auf das Arbeitsbuch

Zweifellos werden einige Klienten durch die Diagramme oder das Arbeitsbuch insgesamt getriggert. Manche fühlen sich sofort getriggert, wenn sie in einem Buchtitel auch nur das Wort *Trauma* sehen. Einige bringen Psychoedukation mit negativen Erlebnissen in der Schule in Verbindung – mit Situationen, in denen sie gedemütigt und als »dumm« hingestellt oder wegen ihres »Mangels an guter Erziehung« schikaniert wurden. Andere empfinden Psychoedukation als »belehrt werden« oder »in die Schule gehen«. Weil Klienten sich nach Linderung sehnen und danach, in der Therapie bedingungslos akzeptiert zu werden, empfinden manche von ihnen die Psychoedukation als zu akademisch und zu wenig fürsorglich. Als Therapeuten müssen Sie damit rechnen, daß sich Klienten weigern, sich auf das Buch einzulassen – oder daß sie sich nicht in der Lage fühlen, es zu benutzen, weil sie zu stark getriggert sind oder sie sich in einem Zustand starker Dysregulation befinden. Anderen Klienten erscheint das Buch samt den darin enthaltenen Diagrammen und Arbeitsblättern als unentbehrlich: Die visuellen Darstellungen ermöglichen ihnen, sich zu fokussieren, wenn sie sich benommen oder überwältigt fühlen, und durch die Informationsvermittlung fühlen sie sich wertgeschätzt und besser verstanden. Traumatisierte Klienten senden mir immer wieder eMails, in denen sie mir für die Diagramme danken und mir versichern, daß sie sehr davon profitiert haben. Aber wundern Sie sich nicht, wenn andere Klienten Sie bitten, die Diagramme oder das ganze Buch aus ihrem Blickfeld zu entfernen.

Sie brauchen wegen der Nutzung dieser Werkzeuge mit Klienten keinen Streit anzufangen. Am besten validieren Sie negative Reaktionen dieser Art und bitten die Betreffenden, neugierig zu bleiben: »Das scheint Sie ja mächtig zu triggern! Was geht denn in Ihnen vor, wenn ich Ihnen solch ein Diagramm (oder ein Arbeitsblatt) zeige?« Oder: »Gut, daß Sie mir gesagt haben, warum Sie das so stark triggert – jetzt verstehe ich es.« Oder: »Schade, daß Sie das an die Schule und Ihre damalige Qual erinnert, weil Sie unter Dyslexie litten und das niemandem klar war! Das ist wirklich sehr schade, weil das Buch vielen Menschen hilft – vorausgesetzt, es wirkt nicht zu stark triggernd.«

Manchmal erzähle ich Klienten, wie Judith Herman entdeckte, daß es sehr wichtig ist, Traumatisierte über ihre Situation aufzuklären, damit sie besser an ihrer Heilung mitarbeiten können; anschließend frage ich sie nach ihrer Meinung über Judith Hermans Ideen. Anderen biete ich die gleiche Psychoedukation an, ohne auf die Diagramme oder den Text des Arbeitsbuches zurückzugreifen: »Ihr Nervensystem hat sehr stark reagiert, nicht wahr?« Oder: »Ich möchte wetten, daß der denkende Teil Ihres Gehirns gerade abgeschaltet hat – wahrscheinlich hatten Sie gar keine Chance zu denken, bevor er wie eine Glühbirne erlosch. So etwas passiert Traumatisierten.« Sie können sich dann als Therapeut trotzdem in die Diagramme und das Arbeitsbuch vertiefen und in Ihren Gesprächen mit Klienten die erläuterten Konzepte benutzen: »Natürlich können Sie sich an vieles, was in Ihrer Kindheit geschehen ist, nicht erinnern; es bleibt aber trotzdem ziemlich viel übrig: Ihre Angst vor Dunkelheit basiert sehr wahrscheinlich auf einer Erinnerung; Scham muß auch eine Erinnerung sein – und Hoffnungslosigkeit und Minderwertigkeits- sowie Schuldgefühle ebenfalls. Sie verfügen über zahlreiche Gefühls- und Körpererinnerungen, selbst wenn Ihr Gehirn sich an viele Ereignisse nicht erinnert.«

Und schließlich können Therapeuten, wenn ihre Klienten nicht bereit sind, eine bestimmte Intervention zuzulassen, das tun, was kluge Eltern zu tun lernen: auf einen günstigeren Augenblick warten oder nach einer anderen Möglichkeit Ausschau halten, das fragliche Konzept zu erläutern. Ich kann die Diagramme und Arbeitsblätter oder sogar das ganze Arbeitsbuch beiseite legen und es nach einigen Wochen oder Monaten erneut hervorholen oder gelegentlich darauf anspielen: »Es ist wirklich schade, daß das Arbeitsbuch Sie so stark triggert.« Oder: »Wenn mir nicht klar wäre, daß Sie das so stark triggert, würde ich jetzt die Diagramme hervorholen ... aber vielleicht ist es ja in Ordnung für Sie, wenn ich Ihnen etwas über Traumata und das Gehirn erkläre.« Ist der Klient damit nicht einverstanden, muß ich diese Entscheidung akzeptieren. Ich kann mich um Transparenz bemühen und sagen: »Mir wäre es lieber, wenn Sie wüßten, was in Ihnen vor sich geht, damit nicht nur ich es weiß; aber über die Art Ihrer Behandlung zu entscheiden ist Ihre Sache, und ich respektiere das.«

Trigger als Gelegenheiten, die erlernten Fertigkeiten zu nutzen

Einige Klienten stellen fest, wenn sie das Arbeitsbuch benutzen wollen, daß bestimmte Wörter, Ideen, Diagramme oder Arbeitsblätter sie triggern. Andere erscheinen grundsätzlich getriggert zu Therapiesitzungen, oder ein bestimmtes Erlebnis früher am Tag hat sie getriggert. In beiden Fällen können Sie dieses Buch benutzen, um dem Klienten zu helfen, mit der Triggerwirkung fertig zu werden. Ein Arbeitsbuch ist kein Lehrbuch, und Klienten brauchen es nicht zwingend bis zum Ende durchzuarbeiten. Wichtiger ist, daß sie sich in der Nutzung seiner Konzepte und Fertigkeiten üben, damit sie sich selbst helfen können, wenn sie getriggert oder überflutet werden.

Wird ein Klient beispielsweise in einer Therapiesitzung offensichtlich getriggert (und er entwickelt z. B. starke Angst, wird reaktiv oder wütend, reagiert defensiv oder benommen und »schaltet ab«), kann Arbeitsblatt 6 sehr nützlich sein, weil es auf die Fähigkeit, den getriggerten Zustand zu erkennen, zielt. Arbeitsblatt 5 ist sehr nützlich, wenn Klienten chronisch getriggert sind. Therapeuten könnten in solchen Fällen sagen: »Sie [oder Ihr Körper] sind [ist] heute stark getriggert, nicht wahr? Ist das schon den ganzen Tag über so? Sind Sie heute Morgen schon getriggert aufgewacht? Oder gab es im Laufe des Morgens etwas, das Sie getriggert hat?« Anschließend könnte man vorschlagen: »Wenn Sie wollen, arbeiten wir gemeinsam an einem Trigger-Protokoll – das wird Ihnen helfen, viele Trigger kommen zu sehen, so daß Sie von ihnen nicht überrascht werden.« Man kann dann in der Sitzung zunächst das entsprechende Arbeitsblatt ausfüllen und dem Klienten anschließend vorschlagen, zu Hause weiter daran zu arbeiten.

Weil die Fähigkeit, getriggerte Reaktionen zu erkennen und reale und akute Gefahr von einem getriggerten Gefährdungsgefühl zu unterscheiden, für die Genesung von einem Trauma so wichtig ist, ist die auf solche Dinge in einer Therapie verwendete Zeit in jedem Fall von Wert. Es gibt keinen Grund, sich möglichst rasch anderen Kapiteln und Themen zuzuwenden, wenn das größte Problem eines Klienten seine Sensibilität gegenüber Triggern und seine Schwierigkeiten im Umgang mit getriggerten Reaktionen ist. Bei der Arbeit an der Genesung von einem Trauma können bestimmte Themen (und somit bestimmte Teile des Arbeitsbuches) monatelang im Zentrum stehen, bis andere Themen und Kapitel relevant werden – wobei die Reihenfolge des Inhaltsverzeichnisses nicht unbedingt verbindlich ist. Orientieren Sie sich immer daran, wohin Sie die Bedürfnisse und Schwierigkeiten eines Klienten geleiten, im Guten wie im Schlechten, und benutzen Sie das Arbeitsbuch dementsprechend.

Die Fähigkeit von Psychotherapeuten, sich auf Klienten einzustimmen und die eigene Präsenz zu nutzen, um ihnen zu helfen, präsent zu bleiben und ihre belastenden Emotionen zu ertragen, steht im Zentrum jeder Therapie. Eingestimmte, flexible und responsive Nutzung des Arbeitsbuches ist der Schlüssel zu seinem erfolgreichen Einsatz und zur Erschließung seines Sinns für den jeweiligen Klienten. Für mich als Therapeutin und Autorin ist die Verbindung der Klienten zu diesem Buch, das Gefühl, von ihm beim Kampf um die Überwindung der traumatischen Vergangenheit als Verbündetem unterstützt zu werden, wichtiger, als daß sie es vollständig lesen. Ich möchte, daß Traumatisierte meine Präsenz – ebenso wie Ihre – spüren, daß sie durch sie angespornt werden und daß sie die Überzeugung aufrechterhalten, dazu in der Lage zu sein – daß sie zur Heilung gelangen können. Wir stehen auf ihrer Seite.

1

Das lebendige Traumaerbe

Früher einmal glaubte man, traumatische Erlebnisse seien selten. Heute jedoch wissen wir, daß Millionen von Menschen sie Jahr für Jahr erleben. Ganz gleich, ob ein Trauma entsteht, weil ein Mensch längerfristig einer traumatisierenden Umgebung ausgesetzt war (z. B. in Form von Kindesmißbrauch oder Kindesmißhandlung, häuslicher Gewalt oder Kriegsereignissen) oder weil jemand eine einmalige Katrastrophensituation miterlebt hat (z. B. in Form eines Terroranschlags oder eines Autounfalls), in jedem Fall gilt, daß Menschen ganz generell für die Nachwirkungen von Traumata anfällig sind oder daß sie dem Einfluß der Traumata unterliegen können, die andere Menschen, die ihnen nahestehen, erleben. Die meisten wissen jedoch nicht, daß *ein traumatisches Erlebnis nicht vorüber ist, wenn das auslösende Ereignis endet* – und das gilt auch, wenn Menschen ein Trauma »überlebt« haben, was bedeutet, daß sie körperlich leidlich unversehrt geblieben sind.

Traumanachwirkungen erkennen

Die Auswirkungen eines Traumas bleiben oft noch Wochen, Monate, Jahre oder Jahrzehnte nach dem auslösenden Ereignis bestehen. Sie bleiben eine Art lebendiges Erbe.

Im Gegensatz zu den Empfindungen, die wir mit anderen Zeugen der Vergangenheit verbinden – beispielsweise gegenüber einer Vase von der Großmutter, einer Uhr des Vaters, eines Rings der Mutter –, ist ein Relikt eines erlebten Traumas nicht wie eine Art Antiquität erkennbar. Traumanachwirkungen manifestieren sich in Form starker körperlicher, perzeptueller und emotionaler Reaktionen auf alltägliche Dinge – sie lassen sich nur selten als Auswirkungen früherer Erlebnisse identifizieren. Solche emotionalen und körperlichen Reaktionen werden »implizite Erinnerungen«

genannt, und sie lassen Traumata immer wieder in unserem Körper und unseren Gefühlen lebendig werden, oft sogar viele Male im Laufe eines Tages. Werden sie im Alltag durch harmlos anmutende Bezüge zu ursprünglichen Erlebnissen reaktiviert, verspannt sich der Körper, das Herz pocht, entsetzliche Bilder tauchen in uns auf, und wir empfinden Furcht, Schmerz oder rasende Wut. Wir erstarren, als sähen wir uns sogar in der Sicherheit unseres Heims mit Godzilla konfrontiert, oder wir verspüren plötzlich schmerzliche Scham und können nicht mehr sprechen. Wir fühlen uns einsam und verspüren Herzschmerzen selbst in Gesellschaft von Menschen, die uns wohlgesonnen sind, oder wir verspüren den verzweifelten Impuls, davonzulaufen und uns zu verbergen. Haben wir traumatische Situationen im Kontext unserer Familie, unseres Heims, in der Nachbarschaft oder in engen Bindungsbeziehungen erlebt, werden diese Zusammenhänge für uns zu Minenfeldern, auf denen Trigger durch die simpelsten Alltagsroutinen aktiviert werden können – sogar durch das morgendliche Aufwachen, Frühstücken, Duschen und Zähneputzen sowie den Weg zur Arbeit oder Schule.

Noch bedauerlicher ist, daß wir nonverbale Erinnerungen dieser Art oft weder mit einem bestimmten Ereignis noch mit einem inneren Bild in Verbindung bringen können. Jahrzehntelange Untersuchungen über die Auswirkungen von Traumata bestätigen, daß überwältigende Erlebnisse mit hoher Wahrscheinlichkeit nicht im Kontext eines klaren, kohärenten Narrativs oder in Form einer Bilderfolge, die wir beschreiben können, erinnert werden. Traumata werden eher in Form sensorischer Elemente, die nicht mit Worten verbunden sind, erinnert (Ogden, Minton & Pain 2006/2009) – in Form von Emotionen, Körperempfindungen, Veränderungen des Atemmusters oder der Herzfrequenz, in Form von Anspannung, Versteifung, Kollabieren oder schlicht des Gefühls, überwältigt zu werden. Wenn implizite Erinnerungen durch Trigger aktiviert werden, empfinden wir eine Bedrohung, Gefahr oder Demütigung oder erleben den Impuls zu fliehen, der uns in der ursprünglichen akuten Gefahrensituation überfallen hat – selbst wenn wir uns verbal nicht an das, was damals geschehen ist, erinnern können.

Der Versuch, sich an ein Ereignis zu erinnern, mit dem die Reaktionen, die wir verspüren, verbunden sein könnten, führt wahrscheinlich auch nicht zu einer nennenswerten Erleichterung. Eine Verbindung zu einem einmaligen traumatischen Ereignis herzustellen verstärkt die schmerzhaften körperlichen und emotionalen Reaktionen und das Gefühl, vom Geschehen überwältigt zu werden, oft sogar. Die meisten Menschen nehmen in solchen Fällen an, mit ihnen oder mit ihrer aktuellen Umgebung stimme irgend etwas nicht, ohne zu verstehen, was da vor sich geht. Sie schließen: »Er macht mir Angst« oder: »Sie hat mich beschämt.« – »Das ist kein sicherer

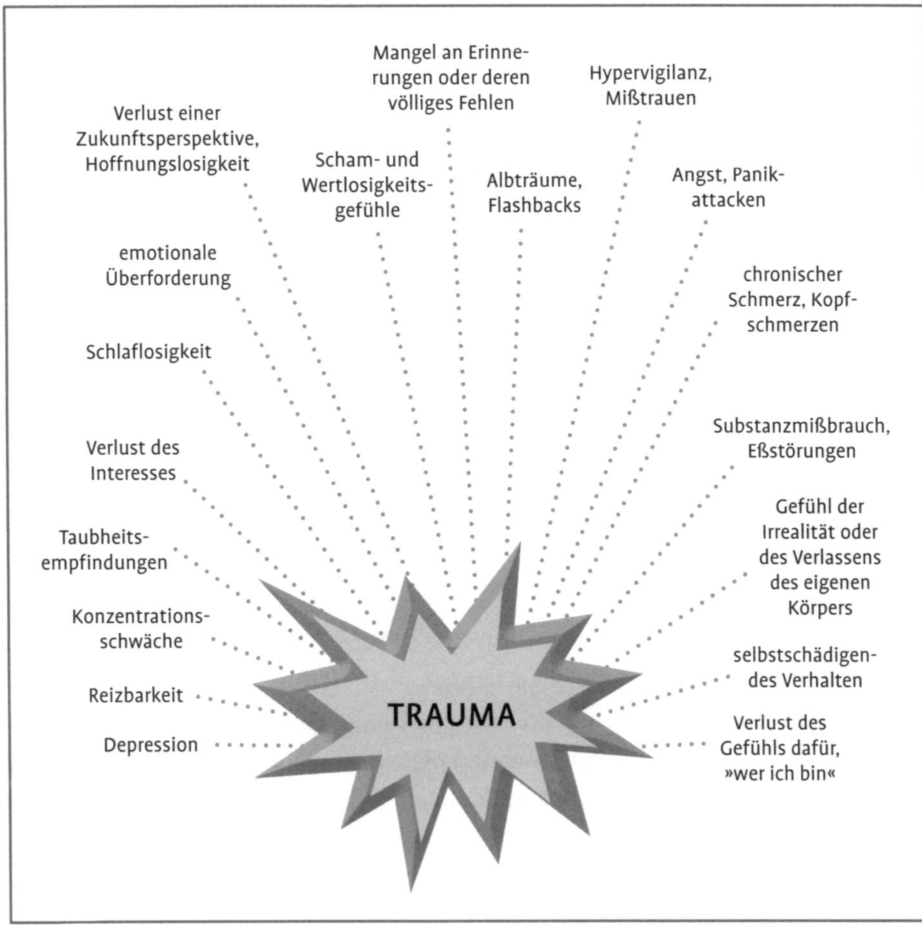

ABBILDUNG 1.1 Das lebendige Traumaerbe

Ort.« Oder sie verbinden mit den starken, rätselhaften Reaktionen, die sie erleben, Gedanken wie »Irgendwas stimmt nicht mit mir« oder: »Ich verliere den Verstand!«

Ein Trauma hinterläßt nicht nur entsetzliche Erinnerungen, die Traumatisierten den Schlaf rauben und ihr Leben im Wachzustand zur Hölle machen können. Traumanachwirkungen können sich in Form verschiedenster Symptome und Schwierigkeiten äußern, von denen die meisten nicht ohne weiteres als traumabedingt zu erkennen sind, wie Abbildung 1.1 veranschaulicht.

Das obige Diagramm soll Sie und Ihren Therapeuten darauf aufmerksam machen, daß ein traumatisches Ereignis nur ein Ereignis ist. Die lebendigen Auswirkungen eines überwältigenden Ereignisses oder eines von solchen Ereignissen geprägten Lebens sind ein Konglomerat von Symptomen und Schwierigkeiten, die bei traumatisierten Menschen häufig zu beobachten sind. Schauen Sie sich die vielen unterschiedlichen Auswirkungen traumatischer Ereignisse genau an, und stellen Sie fest, welche davon Ihnen besonders vertraut sind. Jedes dieser Phänomene ist ein Versuch Ihres Geistes und Körpers, mit einer Bedrohung oder Gefahr fertig zu werden, damit, in einer Situation gefangen zu sein, zu jung oder zu machtlos zu sein – eine Anpassung Ihres Geistes und Körpers an das Geschehen, die Ihnen ermöglichen soll, mit all den anderen Gefühlen und Körperreaktionen fertig zu werden.

Sie können sich nun dem Ende dieses Kapitels zuwenden und **Arbeitsblatt 1: Das lebendige Traumaerbe** nutzen, um Ihr persönliches lebendiges Traumaerbe zu untersuchen. Bleiben Sie neugierig. Wenn Sie nicht wüßten, daß diese Symptome durch ein Trauma verursacht wurden, was würden Sie dann glauben, wie sie entstanden sind?

Die meisten Traumatisierten machen entweder sich selbst oder ihre unmittelbare Umgebung für die Entstehung ihrer Symptome verantwortlich. Sie spüren keine Linderung, weil »es« vorüber ist, und kein Gefühl wie »Ich hab es geschafft – und ich lebe noch«. Ihr Körper und Ihre Emotionen reagieren auf die Menschen und Situationen in ihrer Umgebung weiterhin, als ob die Gefahr nie ein Ende gehabt hätte. Beim Nachdenken über die Frage »Wie weit liegt Ihr letztes traumatisches Erlebnis zurück?« sind die meisten Traumatisierten verblüfft, wieviel Zeit seitdem vergangen ist, denn sie befinden sich immer noch »dort« – wo auch immer »dort« sein mag.

Traumata überleben

Warum empfinden wir Traumata nicht als in der Vergangenheit liegende Ereignisse? Die Antworten darauf finden wir in unserem Gehirn und Körper.

Menschen überleben entsetzliche Erlebnisse nicht durch bedächtige Entscheidungen oder bewußte Planung. Wir »schaffen es« mit Hilfe des Überlebensinstinkts unseres Körpers und weil unser Gehirn der Sicherung unseres Überlebens gegenüber allem anderem den Vorrang einräumt. Sobald unser Gehirn eine potentielle Lebensgefahr wahrnimmt, werden automatisch der Überlebenssicherung dienende Reaktionen initiiert.

Bestimmte Bereiche des Gehirns sind auf die Sicherung unseres Überlebens bei Gefahren spezialisiert (van der Kolk 2014/2015). Miteinander kommunizierende Areale im limbischen System beinhalten unsere Fähigkeit zu emotionalem, sensorischem und relationalem Erleben sowie die durch traumatische Ereignisse entstandenen nonverbalen Erinnerungen. Das limbische System umfaßt den Thalamus (eine Relaisstation für sensorische Informationen), den Hippocampus (ein auf die Verarbeitung von Erinnerungen spezialisierter Bereich) und die Amygdala (der Feueralarm und Rauchmelder des Gehirns). Fangen unsere Sinne Anzeichen für eine unmittelbar drohende Gefahr auf, wird diese Information automatisch an den Thalamus übermittelt, wo sie in Nanosekunden durch Gefahrenrezeptoren in der Amygdala und im Präfrontalkortex evaluiert werden (LeDoux 2002/2003), wodurch festgestellt wird, ob es sich um einen echten oder einen falschen Alarm handelt.

Dem Präfrontalkortex, unserem denkenden und Informationen aufnehmenden Gehirn, ist theoretisch die Funktion einer »Veto-Instanz« zugedacht. Wird ein Reiz als gutartig erkannt, sollte die Amygdala nicht darauf reagieren. Wird hingegen etwas als bedrohlich empfunden, veranlaßt die Amygdala das Gehirn zur Aktivierung des Sympathischen Nervensystems, wodurch eine adrenalingespeiste Streßreaktion initiiert wird, die den Körper auf einen Kampf oder die Flucht vorbereitet. Adrenalin erhöht die Herz- und Atemfrequenz, wodurch die Muskeln mit mehr Sauerstoff versorgt werden und andere, weniger überlebenswichtige Körpersysteme, darunter der Präfrontalkortex, abgeschaltet werden. Wir befinden uns im Modus der Überlebenssicherung, im dem wir kostbare Reaktionszeit verlieren würden, wenn wir innehalten und nachdenken würden. Allerdings zahlen wir für die automatische Initiierung unserer instinktbasierten Abwehr einen sehr hohen Preis. Wir verlieren dadurch nämlich unsere Fähigkeit, bewußt Entscheidungen zu fällen und das Erlebnis bewußt zu verfolgen. Wir agieren und reagieren automatisch, flehen um Hilfe, erstarren vor Angst, fliehen, kämpfen oder fügen uns in unser Geschick, wenn es keinen anderen Ausweg gibt.

Nach einem traumatischen Ereignis wäre der Hippocampus, ein anderer winziger Teil des limbischen Systems, dafür verantwortlich, das nonverbale Erlebnis chronologisch zu ordnen, damit daraus eine Erinnerung entstehen kann, die wir in Worte fassen können. Doch der Hippocampus ist einer der entbehrlicheren Teile von Geist und Körper, deren Aktivität im Falle einer Bedrohung unterdrückt wird. Deshalb kann er bei den schlimmstmöglichen menschlichen Erlebnissen seine Aufgabe, Erinnerungen zu verarbeiten, nicht erfüllen, und dadurch wird unsere Fähigkeit, aus dem, was geschehen ist, einen Sinn abzuleiten, beeinträchtigt. Nach einem traumatischen Erlebnis verfügen wir nur über eine unzureichende oder bruchstückhafte

Erinnerungsaufzeichnung, die das Geschehen und wie wir damit fertig geworden sind nicht genau spiegelt.

Zwar verfügen einige Traumatisierte über eine klare chronologische Erinnerung an das Erlebte, aber auch ihnen fehlt oft das Gefühl, das Trauma überstanden zu haben. Noch schlimmer ist: Wenn die Umgebung eines Menschen permanent traumatisierend wirkt, so wie es bei Kindesmißhandlung, Vernachlässigung und häuslicher Gewalt der Fall ist, kann es passieren, daß das System überlebenssichernder Reaktionen des Betreffenden dauerhaft sensibilisiert wird und deshalb fortlaufend eine Gefahr wittert. Die Folge ist eine ständige physische Reaktion auf die Umgebung, als wäre diese immer noch gefährlich oder bedrohlich. Wenn Traumatisierten eine klare, kohärente verbale Erinnerung an das Geschehene fehlt, können sie nur zwei Schlüsse ziehen: Entweder »Ich bin in Gefahr« oder: »Ich bin geschädigt – irgend etwas ist ganz und gar nicht in Ordnung mit mir.« Beide Schlußfolgerungen verschlimmern den Schmerz derjenigen, die ein Trauma überstanden haben, die Last der Traumafolgen aber noch Tage, Wochen oder sogar Jahre lang tragen müssen.

Wenn Sie von Gefühlen der Schuld oder Scham angesichts des Erlebten verfolgt werden oder wenn Sie weiterhin mit dem Gefühl, bedroht zu werden, umherlaufen, können Sie sich nun dem **Arbeitsblatt 2: Wie haben Ihre Symptome Ihnen zu überleben geholfen?** am Ende dieses Kapitels zuwenden. Zu verstehen, wie diese Symptome Ihnen geholfen haben, ist der erste Schritt, wenn Sie Ihre Beziehung zu ihnen verändern wollen.

Trigger und Triggern

Die Höhlenbewohner, unsere Vorfahren, lebten in einer sehr gefährlichen Welt. Sie waren anfällig für Krankheiten, unwirtlichen klimatischen Bedingungen ausgesetzt, mußten sich ständig damit abmühen, ihre Sippe zu ernähren, und mußten mit den Angriffen anderer Menschen und von Raubtieren fertig werden. Unter diesen schwierigen Lebensbedingungen kam dem Bemühen zu überleben zugute, daß diese Menschen Gefahren spüren und schützend darauf reagieren konnten und daß sie in der Lage waren, ihre Ziele selbst dann weiterzuverfolgen, wenn Menschen, die ihnen nahe standen, oder ihnen selbst etwas zustieß. Über eine potentielle Gefahr nachzudenken kostet wertvolle Sekunden oder Minuten: »Ist es im Moment ungefährlich, auf Nahrungssuche zu gehen?« Oder: »Was für ein Rascheln höre ich da?« Wahrscheinlich war es vorteilhaft, Gefahren zu spüren, statt das Ausmaß einer aktuellen Gefahr zu erinnern oder anhand von Erinnerungen an frühere Situationen einzuschätzen und zu analysieren.

Viele Jahrhunderte nach der Zeit der Höhlenbewohner reagieren Menschen immer noch verstärkt auf Streß und auf Situationen, die das Überleben gefährden. Nach Gefahrenerlebnissen reagieren Gehirn und Körper weiter bevorzugt auf Signale, die auf eine potentielle Bedrohung hinweisen. Signale oder Reize, die sogar nur sehr indirekt mit bestimmten traumatischen Ereignissen verbunden sind, werden *Trigger* genannt und können starke körperliche und emotionale Reaktionen auslösen, ein Phänomen, das als *»triggern«* bezeichnet wird. Es folgt ein Beispiel.

Brianna berichtete ihrem Therapeuten, ihre Depression sei in den letzten beiden Wochen deutlich stärker geworden, »weil es so kalt war.« Daraufhin fragte ihr Therapeut neugierig: »Was bedeutete Kälte für Sie als Kind?« Brianna erinnerte sich: »Wo ich aufwuchs, gab es bei kalter Witterung Schnee und Eis – und ich saß mit meiner Mutter zusammen im Haus fest. Wir konnten nicht nach draußen – es war unmöglich, von ihr wegzukommen. Oh! Werde ich etwa deshalb im Winter so depressiv?« Briannas Mutter war Alkoholikerin gewesen und hatte ihre Tochter oft verprügelt. Noch Jahre später triggerte winterliches Wetter bei Brianna Gefühle der Hilflosigkeit und Depression, und ihre Erinnerungen an Empfindungen waren auf ihre Kindheitserlebnisse zurückzuführen.

Ein anderes Beispiel:

Anita sehnte sich nach Anzeichen dafür, daß sie den Menschen, mit denen sie umging, wichtig war. Sie fühlte sich schnell verletzt, wenn diese anderen nicht zu ihr in Kontakt traten, wurde aber auch nicht gut damit fertig, wenn sie es taten. Wenn jemand vergaß, sie einzuladen oder ihr zum Geburtstag zu gratulieren, wirkte das bei ihr als Trigger; allerdings wurde sie auch getriggert, wenn jemand sie einlud oder ihr etwas schenkte. Sie fühlte sich verletzt, unwichtig und unsichtbar, wenn Mitglieder ihrer Familie sich von ihr distanzierten, und sie wurde wütend und mißtrauisch, wenn sie sich ihr zuwandten. Dann fragte sie sich: »Was wollen sie nur von mir?« Ihr Umgang mit Beziehungen war von emotionalen Erinnerungen daran geprägt, daß sie in ihrer Familie übersehen oder manipuliert worden war. Diese emotionalen Erinnerungen hinderten sie daran, an sich heranzulassen, wie sehr sie als Erwachsene von ihrer Wahlfamilie geschätzt wurde.

Ohne eine zuverlässige, chronologisch korrekte Erinnerung an die Dinge, die in ihrem Leben geschehen sind, und gepeinigt von der unablässigen Reaktivierung nonverbaler emotionaler und körperlicher Erinnerungen agieren und reagieren Traumatisierte oft so, daß ihre Situation noch komplizierter wird – wie Abbildung 1.1 gezeigt hat. Wissen über das Gehirn kann ihnen in dieser Situation helfen, ihre eigenen Aktionen und Reaktionen besser zu verstehen. Im nächsten Kapitel beschäftigen wir uns deshalb etwas gründlicher damit, wie unser Gehirn funktioniert.

Das lebendige Traumaerbe

Markieren Sie unter den aufgeführten Symptomen und Schwierigkeiten diejenigen, die Sie bei sich wiedererkennen oder unter denen Sie in der Vergangenheit gelitten haben. Und kennzeichnen Sie anschließend Symptome, die Sie niemals als Resultat Ihres Traumas angesehen hätten.

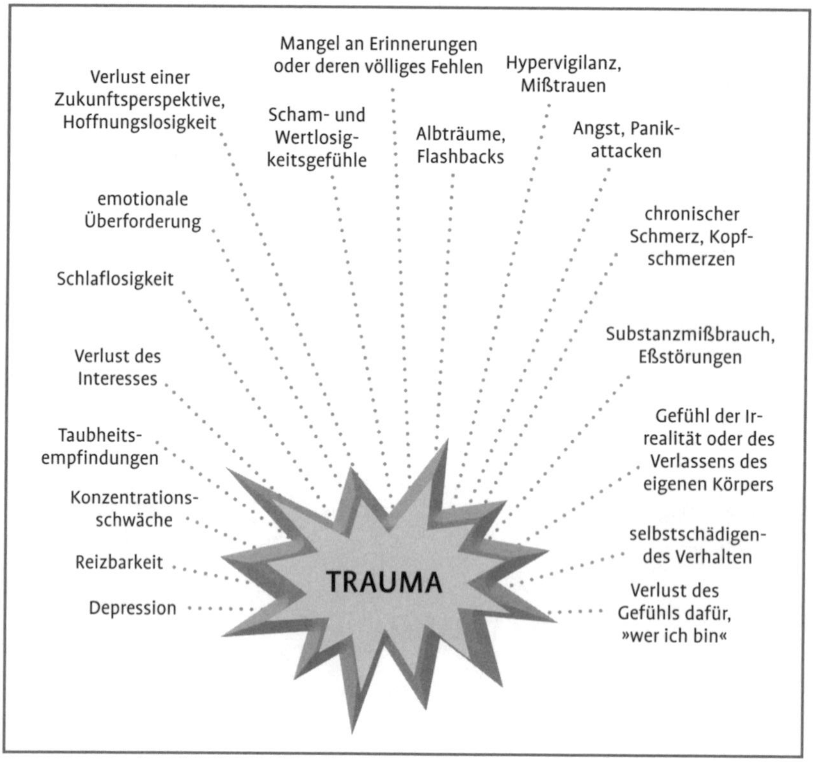

Wie verändern sich Ihre Sie selbst betreffenden Empfindungen, wenn Ihnen klar wird, daß alle diese Probleme und Symptome Bestandteile Ihres lebendigen Traumaerbes sind?

Wie haben Ihre Symptome Ihnen zu überleben geholfen?

Wählen Sie vier traumabedingte Symptome, die Ihnen am meisten zu schaffen machen, aus, und fragen Sie sich: »Wie hat die Scham mir zu überleben geholfen?« – »Wie hat die Depression mir geholfen, mein Trauma durchzustehen?« – »Wie hat mir der Verlust jeglichen Interesses an Dingen geholfen?« – »Wie haben mir meine Schlafstörungen geholfen?« – »Wie hat mein Drogenkonsum mir geholfen zu überleben?« – »Wie hat es mir geholfen, daß ich sterben wollte?«

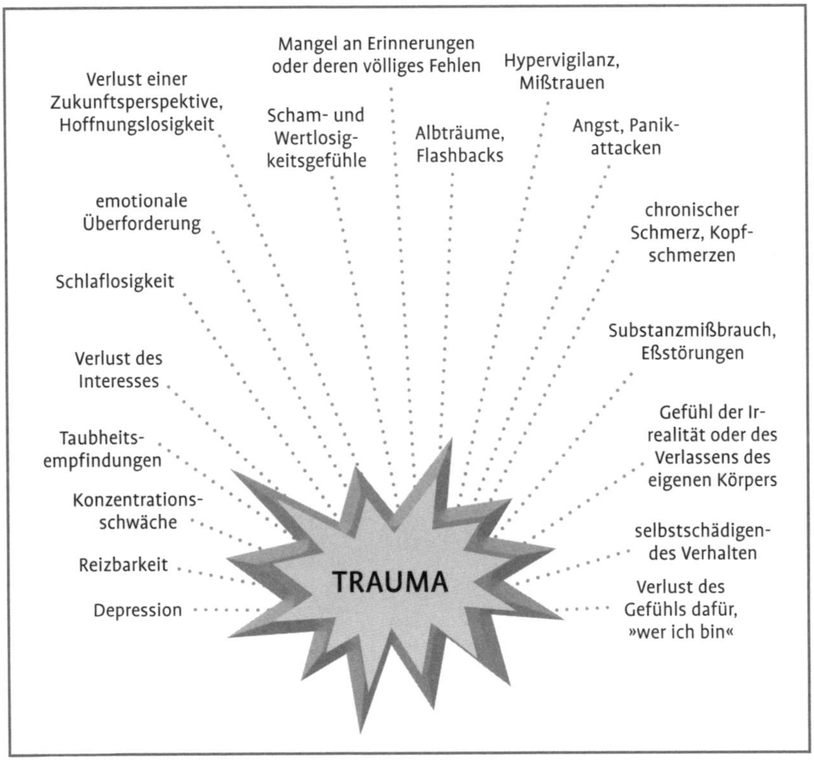

Notieren Sie in den folgenden Leerzeilen, was Sie entdecken.

Falls Sie sich nicht sicher sind, wie Sie eine Frage beantworten sollen, können Sie sich fragen: »Wie wäre es gewesen, wenn ich *nicht* depressiv [oder reizbar oder beschämt] gewesen wäre oder wenn ich *nicht* hätte sterben wollen?«

1. ______________________________

2. ______________________________

3. ______________________________

4. ______________________________

2

Das traumatisierte Gehirn verstehen

DAS GEHIRN ist das komplizierteste Organ des menschlichen Körpers, und es wirkt nicht nur auf das, was wir denken, ein, sondern auch auf alles, was wir fühlen und tun. Seine unterschiedlichen Strukturen erfüllen jeweils eine andere Funktion und erledigen die meisten Aufgaben durch Koordination zahlreicher Areale in Echtzeit. Haben wir beispielsweise unsere Autoschlüssel verloren, können wir uns vorstellen, wo wir sie zuletzt gesehen haben, und anschließend minutiös rekonstruieren, was wir danach getan haben. Dieser Prozeß erfordert die Koordination zweier unterschiedlicher Gehirnbereiche: desjenigen, der visuelle Erinnerungen speichert, und des für das sogenannte »Arbeitsgedächtnis« zuständigen (der in der Lage ist, Informationen über Vergangenes abzurufen, sie mit aktuellen Daten zu vergleichen, zu planen und Probleme zu lösen). Wir verlassen uns Tag für Tag darauf, daß uns das Gehirn durch alle gewohnten Routinen begleitet – aber wir verstehen im Grunde nicht, wie das vor sich geht.

Das Modell des dreieinigen Gehirns und das sich entwickelnde Gehirn

Im Rahmen von Traumabehandlungen wird häufig ein Gehirnmodell mit Namen *dreieiniges Gehirn* herangezogen, das der Neurowissenschaftler Paul MacLean (1967) entwickelt hat. Dieses Modell wird von Wissenschaftlern heute als überholt angesehen. Es leistet Traumatisierten und ihren Therapeuten aber nach wie vor gute Dienste, weil es das Gehirn vereinfachend in drei Bereiche unterteilt, die man sich leicht merken und problemlos benutzen kann.

Wie Abbildung 2.1 zeigt, unterteilte MacLean das Gehirn in drei Bereiche: den Präfrontalkortex oder das denkende Gehirn, das Säugetierhirn und das Reptilienhirn.

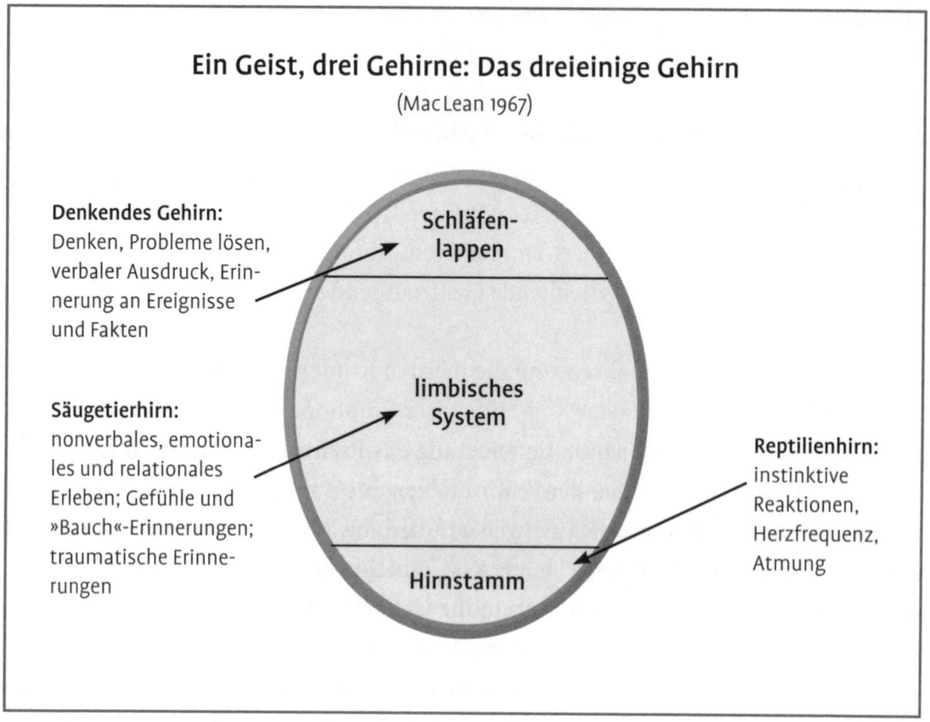

ABBILDUNG 2.1 Das Gehirn verstehen

Letzteres ist für das Überleben besonders wichtig, weil es lebenswichtige Körperfunktionen wie Herzfrequenz und Atmung ebenso wie unsere Reflexe und instinktiven Reaktionen steuert. Wenn wir uns eine Eidechse vorstellen, können wir leicht nachvollziehen, wie das Reptilienhirn funktioniert: Die Eidechse hält nicht inne, um zu denken – sie reagiert sehr schnell, automatisch und instinktiv. Bei neugeborenen Babys ist das Reptilienhirn schon sehr gut entwickelt, wohingegen das Säugetierhirn und das denkende Gehirn bei ihnen nur ansatzweise funktionsfähig sind. Die ersten Aufgaben, die Babys in ihrem Leben meistern müssen, sind, zu atmen, ihre Herzfrequenz zu steuern, zu verdauen und ihr Nervensystem zu regulieren. Eltern sagen manchmal: »Mein Baby tut nichts anderes als schlafen, weinen, essen und kacken.« Dabei ist ihnen nicht klar, daß das Reptilienhirn somit seine Aufgaben erfüllt und so die Erhaltung des Lebens sicherstellt.

Im Alter von etwa drei Monaten werden die meisten Babys sozial aufgeschlossener. Sie lächeln, wenn eine geliebte Person in ihrem Blickfeld auftaucht, sie bewegen sich ungelenk und quieken begeistert, schneiden Grimassen und produzieren Laute. Ihr

Lächeln wirkt oft so ansteckend, daß sogar unter Schlafmangel leidende Eltern nicht anders können, als ebenfalls zu lächeln. Dieser Entwicklungsmeilenstein zeigt, daß das limbische System, wie das Säugetierhirn auch genannt wird, schnell wächst und dadurch die Voraussetzungen für die zukünftige emotionale und soziale Entwicklung schafft. Daß kleine Kinder zu sehr starken emotionalen Reaktionen neigen, zeugt von der Dominanz des limbischen Systems in der frühen Kindheit. Die Fähigkeit von Kindern, rational und organisiert zu reagieren, nimmt im Laufe der Kindheit ganz langsam zu, während sich das denkende Gehirn oder der Präfrontalkortex allmählich entwickelt.

Mit etwa elf oder zwölf Jahren sind die meisten Kinder in der Lage, ihre Bedürfnisse mit Hilfe des Verstandes statt mit Hilfe ihrer Emotionen zu kommunizieren; aber auch zu diesem Zeitpunkt ist die Entwicklung des Präfrontalkortex noch nicht abgeschlossen. Man nimmt an, daß der Präfrontalkortex bis zum Erreichen des Alters von 25 Jahren weiter wächst und sich entwickelt – also bis Menschen die Adoleszenz definitiv hinter sich gelassen haben. Insofern ist es nicht verwunderlich, daß Jugendliche oft erst mit Anfang zwanzig reif wirken. Ihr Gehirn unterstützt den Reifungsprozeß erst, wenn der Präfrontalkortex seine Wachstumsphase und anschließend seinen Reorganisationsprozeß abgeschlossen hat. Falls Sie angesichts Ihres Verhaltens in der Adoleszenz gelegentlich Scham oder Schuld empfinden, sollten Sie Ihrem Gehirn die Verantwortung für Ihr Handeln zuschreiben. Die schnelle Gehirnentwicklung im Alter von zwölf bis dreizehn Jahren beeinträchtigt den Reifungsprozeß. Kinder haben dann plötzlich starke Gefühle und Impulse, und ihr Präfrontalkortex befindet sich in einem desorganisierten Zustand; er ist zwar plötzlich physisch größer geworden, hat sich aber noch nicht so organisiert, daß er die neuen kognitiven Möglichkeiten besser nutzen kann. Jugendliche treffen Entscheidungen aufgrund von Impulsen oder Emotionen, nicht ihres Verstandes, weil ihre verschiedenen Gehirnanteile noch keinen einheitlichen Entwicklungsstand erreicht haben.

Wenn Sie das hier Erläuterte auf Ihr eigenes Erleben beziehen wollen, können Sie sich **Arbeitsblatt 3: Ihr Gehirn kennenlernen** vornehmen. Es wird Ihnen helfen herauszufinden, wie die verschiedenen Teile Ihres Gehirns dazu beitragen, daß Sie die Person sein können, die Sie sind. Bleiben Sie neugierig. Dieses Arbeitsblatt soll Ihnen helfen, sich damit auseinanderzusetzen, wie Ihr Gehirn arbeitet.

Wie wir uns an Traumata erinnern

In Kapitel 1 wurde erläutert, daß sowohl einmalige traumatische Ereignisse als auch anhaltende traumatische Zustände das sich entwickelnde Gehirn von Kindern beeinflussen (Perry et al. 1995). Weil beim Erleben von Gefahren das Reptilienhirn und das Säugetierhirn übermäßig stimuliert werden und der Präfrontalkortex abgeschaltet wird, werden bestimmte mentale Prozesse wie das Lernen für Traumatisierte schwieriger. Bei Kindern beispielsweise können durch solche Erlebnisse Impulsivität und Reaktivität verstärkt werden, wodurch die Voraussetzungen für die Diagnose einer Aufmerksamkeitsdefizit-/Hyperaktivitätsstörung (ADHS) oder einer Störung mit oppositionellem Trotzverhalten entstehen können oder es zu einer generellen Demotivierung des betroffenen Kindes kommen kann. In einer unzuträglichen Umgebung werden die niederen Gehirnareale ständig durch Bedrohungen und/oder Erinnerungen an früher erlebte Gefahrensituationen stimuliert; deshalb können diese Bereiche die Reifung des Präfrontalkortex nicht unterstützen.

Die neurowissenschaftliche Forschung hat weiterhin demonstriert, daß traumabezogene emotionale und körperbasierte Erinnerungen in der Amygdala gespeichert werden und durch Trigger oder durch die Heraufbeschwörung traumatischer Ereignisse leicht reaktiviert werden können. Auch wurde festgestellt, daß die Bereiche im Gehirn, in denen verbale Erinnerungen gespeichert werden (diese ermöglichen uns, eine Geschichte von Anfang bis Ende zu erzählen), abschalten, wenn die Amygdala getriggert und reaktiv wird. Nach einem einmaligen traumatischen Ereignis oder einer längeren traumatischen Lebensperiode verfügen die Betroffenen manchmal nur über ein sehr bruchstückhaftes Narrativ des Geschehens oder sind gar nicht in der Lage, darüber zu berichten. Viele Traumatisierte sagen: »Ich kann mich an nichts erinnern.« Dabei ist ihnen nicht klar, daß sie sich *tatsächlich* erinnern, wenn sie plötzlich erstarren, sich fürchten, unter Anspannung stehen, sich zurückziehen, Scham oder Selbsthaß empfinden oder zu zittern beginnen. Weil Traumata stärker emotional und somatisch als in verbal ausgedrückter narrativer Form erinnert werden, fühlen sich Traumatisierte oft verwirrt, überwältigt oder »durchgedreht«. Weil ihnen keine Erinnerung in Form von Worten oder Bildern zugänglich ist, erkennen sie das, was sie empfinden, nicht als Erinnerung.

Den Betroffenen ist nicht klar, daß sich Menschen nicht nur an Ereignisse erinnern. Unsere Erinnerungen können viele verschiedene Formen annehmen. Abbildung 2.2 zeigt, daß jeder Gehirnbereich Erinnerungen auf andere Art und in anderer Form speichert. Das denkende Gehirn erinnert sich an die Geschichte dessen, was geschehen ist, jedoch nicht an die vielen damit eventuell verbundenen Emotionen.

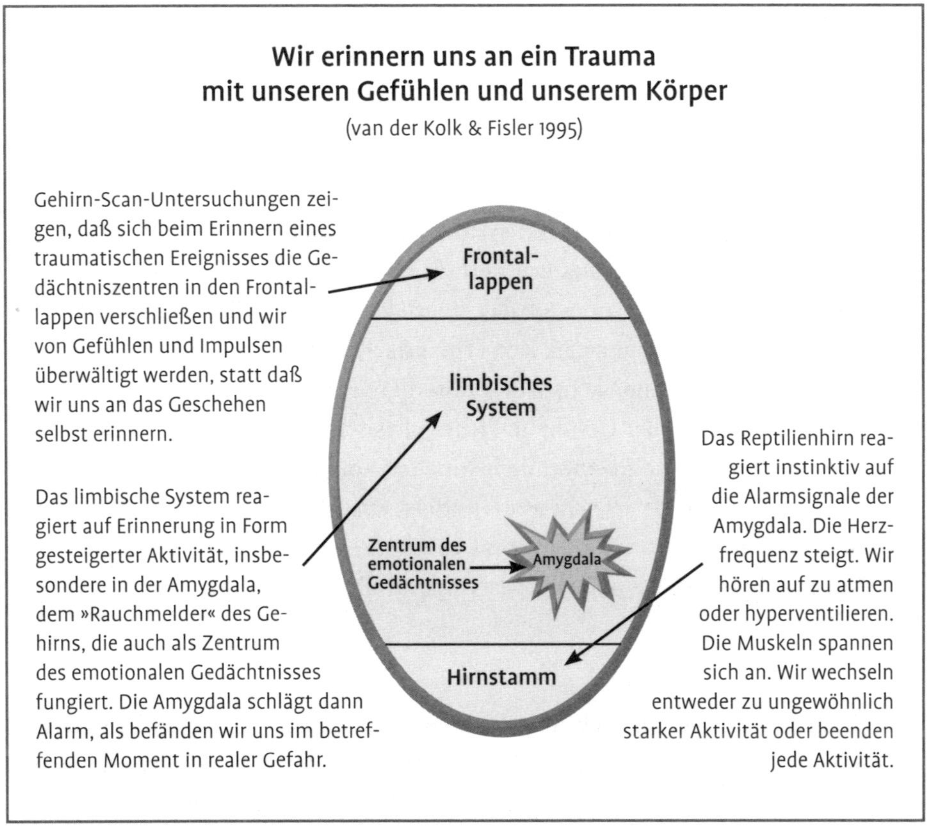

ABBILDUNG 2.2 Das traumatisierte Gehirn: Wie wir uns an Traumata erinnern

Mit Hilfe unseres sensorischen Systems können wir spontan die Bilder sehen oder die Geräusche und Klänge hören, die mit dem erinnerten Ereignis verbunden sind. Unsere Emotionen beinhalten die Erinnerung daran, wie wir ein Erlebnis empfunden haben. Und unser Körper erinnert sich an unsere Impulse, Bewegungen und physischen Empfindungen (Anspannung, Zittern, das Gefühl zu sinken, Zucken, Schaudern) zum Zeitpunkt des Geschehens.

Die meisten Menschen sind sich über die Existenz dieser unterschiedlichen Arten des Erinnerns nicht im klaren, obwohl sie nur zu gut wissen, daß sie manchmal plötzlich ohne jeden erkennbaren Grund von Angst oder Wut überfallen werden. Werden sie getriggert, ist ihnen nicht klar, daß das, was sie erleben, eine Erinnerung ist. Sie kennen das angenehme Gefühl, das sie ergreift, wenn sie an Menschen denken, die sie lieben, ebenso wie den Rückzug oder die Anspannung, die sie empfinden, wenn sie jemandem begegnen, den sie als bedrohlich empfinden. Auch beschreiben viele

Menschen Déja-vu-Erlebnisse, etwa: »Ich habe das Gefühl, daß ich hier schon einmal war« oder: »Das hier kommt mir bekannt vor, aber ich weiß nicht warum.« Auch in diesen Fällen geht es um Erinnerungen, die nicht mit Worten verbunden sind.

An diesem Punkt könnte es Ihnen nützlich sein, **Arbeitsblatt 4: Wie sich Ihr Gehirn an das Trauma erinnert** zu benutzen, um sich damit zu beschäftigen, wie Sie sich nonverbal erinnern könnten – völlig abgesehen davon, an welche Ereignisse Sie sich erinnern. Konzentrieren Sie sich nicht auf Erinnerungen, die Sie in Worte fassen können, sondern begegnen Sie jedem Gedanken oder Gefühl und jeder physischen Reaktion – also allem, was eine nonverbale Erinnerung beinhalten könnte – mit Neugier. Noch ein Tipp, der Ihnen vielleicht weiterhilft: Ist ein Gefühl oder eine Reaktion schmerzhaft, verwirrend oder überwältigend, handelt es sich wahrscheinlich um eine Gefühls- oder Körpererinnerung!

Viele Traumatisierte fühlen sich unwohl, wenn sie sich an Ereignisse nicht vollständig erinnern können oder wenn ihre Erinnerungen bruchstückhaft oder unklar sind oder aus nur wenigen Bildern bestehen, es sich also nicht um vollständige mentale Videos von Ereignissen handelt. Manchmal zweifeln sie dann an sich selbst und denken: »Das kann nicht wahr sein, weil ich mich an das, was geschehen ist, nicht genau erinnere« oder: »Ich muß mir das wohl selbst ausgedacht haben; sonst könnte ich mich klarer daran erinnern.« Sie erwarten eine klare Erinnerung, die sich in Worten beschreiben läßt – so wie eine Erinnerung an das, was sie am vorigen Wochenende getan haben.

Man sollte sich darüber im klaren sein, daß es nicht möglich ist, sich an Traumata so zu erinnern wie an andere Ereignisse, weil Traumata nun einmal Auswirkungen auf das Gehirn haben. Falls Sie den Impuls verspüren, Ihre Erinnerung oder Intuition, daß Sie etwas erlebt haben, anzuzweifeln, sollten Sie sich vergegenwärtigen, daß das Erinnern von Ereignissen in Form einer Erzählung oder eines Narrativs nicht die einzige Form des Erinnerns ist. Es könnte sein, daß Sie sich an wesentlich mehr erinnern, als Sie glauben!

Erkennen von Triggern und Getriggert-Werden

Überrascht es Sie, an wie Vieles Sie sich erinnern, wenn Sie belastende Gefühle, negative Gedanken und physische Reaktionen als Erinnerungen verstehen? Beginnen wir zu erkennen, wann wir getriggert werden oder wann wir uns in Form von Gefühlen und Körperempfindungen erinnern, so hilft uns dies herauszufinden, wer und wo wir sind. Vielleicht sind Sie gar kein »Angsthase«, sondern spüren momentan nur viele Furchterlebnisse. Vielleicht sind Sie auch kein »Wüterich«, sondern werden augenblicklich mit Gefühlserinnerungen an Wut konfrontiert, die durch unfaire Behandlung oder durch Zurückweisung getriggert werden.

Um die Beziehung zwischen dem, was Sie triggert, und dem, was in Ihnen getriggert wird – nämlich Gefühls- oder Körpererinnerungen –, klarer zu erkennen, sollten Sie jedesmal, wenn Sie getriggert werden, den Vorfall in einer Liste vermerken; dazu können Sie **Arbeitsblatt 5: Erkennen von Triggern und Getriggert-Werden** verwenden. Viele Menschen halten dieses Arbeitsblatt ständig bereit und notieren darauf, wenn sie unerwartet mit Triggern konfrontiert werden. Denken Sie stets daran: Es ist niemals Ihre Wahl, daß Sie getriggert werden. Das passiert ohne Ihr Zutun.

Mit der Zeit werden Sie Muster erkennen und vielleicht bemerken, daß bestimmte Arten von Phänomenen häufig als Trigger fungieren – beispielsweise Autoritätspersonen, die Trennung von einem geliebten Menschen, plötzlicher Lärm, unfaire oder grobe Behandlung, Dunkelheit oder Alleinsein. Sie können sicher sein, daß Sie jedesmal, wenn Sie sich überwältigt, verzweifelt oder empfindungstaub fühlen, etwas getriggert hat. Wenn wir von der Annahme ausgehen, daß das, was wir empfinden, eine Bedeutung hat, auch wenn wir diese nicht verstehen, erkennen wir Trigger eher, als wenn wir an uns selbst zweifeln oder das, was wir empfinden, als »verrückt« abtun. Halten Sie nach sehr subtilen Signalen Ausschau, die Ihre Empfindungen getriggert haben könnten. Eine Enttäuschung beispielsweise kann für Traumatisierte ein sehr starker Trigger sein. Das Gleiche gilt für ein resolutes »Nein!«, das Ihnen jemand entgegensetzt, oder daß Sie sich nicht verstanden fühlen, warten müssen, ignoriert oder nicht beachtet werden, aber auch, wenn Ihnen jemand nicht glaubt oder Sie nicht ernst genommen werden. Viele Trigger wirken paradox. Allein zu sein kann triggern, Zusammensein mit anderen Menschen aber auch. Veränderungen, ob zum Guten oder zum Schlechten, wirken oft als Trigger, insbesondere wenn sie unerwartet eintreten. Sobald Sie Muster von Triggern zu erkennen beginnen, werden Sie Ihre Geschichte besser verstehen – selbst wenn Sie nicht wissen, *warum* etwas Sie triggert.

Widerstehen Sie der Versuchung, getriggerte Gefühle mit bestimmten Ereignissen in Ihrem Leben zu verbinden. Eine Gefühlserinnerung kann mit vielen Erlebnissen verbunden sein, nicht nur mit einem einzigen Ereignis. Sich an bestimmte Ereignisse zu erinnern triggert wahrscheinlich noch stärker und steigert deshalb die Intensität der Empfindungen. Nützlicher ist es, schlicht anzuerkennen, daß Sie getriggert werden, und sich klar zu machen, daß Sie beim Auftreten von Triggern traumabezogene Gefühls- und Körpererinnerungen erleben.

Sie können nun mit Hilfe von *Arbeitsblatt 5: Trigger und Getriggert-Werden* lernen, Trigger zu identifizieren, bevor sie ihre Wirkung entfalten: Wenn Autoritätspersonen triggernd auf Sie wirken, können Sie sich auf Begegnungen mit bestimmten Arten von Autoritätspersonen vorbereiten. Wenn Verlassen oder Verlassenwerden, und sei es auch nur für ein paar Stunden oder Tage, Sie triggert, können Sie sich auf solche Situationen vorbereiten, indem Sie dafür sorgen, daß Sie Unterstützung bekommen. Spätere Kapitel erläutern, wie Sie sich beruhigen, trösten, Energie oder Unterstützung beschaffen können.

Über den Umgang mit Triggern und dem Getriggert-Werden

Das Schwierigste an der Wirkung von Triggern ist ihre Auswirkung darauf, wie wir unser Leben in der Gegenwart wahrnehmen.

Annie spürte jedesmal, daß sie vor Scham errötete und ihr leicht übel war, wenn sie zu dem Haus fuhr, in dem sie mit ihrem Mann und einem erwachsenen Sohn wohnte. Schlug ein Freund oder Verwandter ihr vor, sie zu Hause zu besuchen, lehnte sie das stets mit einem abrupten »Nein!« ab. Schon allein den Gedanken, daß jemand ihr Zuhause sehen könnte, empfand sie als demütigend. Ihr war absolut nicht klar, daß sie sich in solchen Momenten an ein anderes Zuhause erinnerte. Das Haus, in dem sie als Kind gewohnt hatte, war schäbig und stark vernachlässigt gewesen, und in diesem äußeren Zustand hatte sich das innere Chaos gespiegelt. Ihre Mutter war Alkoholikerin gewesen, hatte aber in ihrem Beruf hohes Ansehen genossen. Das Heim der Familie jedoch offenbarte jedem, der es sah, dunkle Geheimnisse: Berge von verschmutztem Geschirr und schmutziger Wäsche und vier ungepflegte Kinder in unansehnlichen und schlecht sitzenden Kleidern aus der örtlichen Kleiderkammer. Noch dreißig Jahre später empfand Annie Scham und reagierte panisch auf jeden Vorschlag, sie zu Hause zu besuchen, weil dadurch jeweils eine emotionale Erinnerung aktiviert wurde, die sie für eine angemessene Reaktion auf ihr jetziges Zuhause hielt. Sie nahm gar nicht wahr, wie angenehm, einladend und bezaubernd ihr neues Heim war und wie sorgsam gepflegt. Weil sie ihr Zuhause durch den Filter ihrer Gefühlserinnerungen sah, war sie überzeugt: »Ich habe versagt – im Grunde hat sich nichts verändert – ich bin immer noch ›weniger als‹ andere Menschen.«

Dieses Beispiel veranschaulicht sehr prägnant, warum es für Traumatisierte so wichtig ist, daß sie die Anzeichen für eine unmittelbar bevorstehende Triggerwirkung zu erkennen lernen. Um uns darüber klar zu werden, wo wir sind und wer wir trotz unseres Trauma geworden sind, müssen wir lernen, zwischen emotionalen Reaktionen im Hier und Jetzt und Gefühls- oder Körpererinnerungen zu unterscheiden. Wir können uns nur sicher sein, daß wir selbst oder die Menschen in unserer Umgebung in Sicherheit sind, wenn wir diese Unterscheidung treffen können. Andernfalls vertrauen wir automatisch allen, die uns nicht triggern, und mißtrauen allen, die uns triggern. Und wir glauben, daß die Scham, die wir empfinden, eine Wahrheit über uns ist, statt sie als Erinnerung zu verstehen. Wir deuten dann Furcht als Anzeichen dafür, daß wir nicht in Sicherheit sind. Annie brauchte mehr als dreißig Jahre, um zu lernen, ihr Zuhause so zu sehen, wie es in der Gegenwart ist – zu wissen und zu spüren, daß es ein sicherer Ort ist, und zu würdigen, wie es ihre Reise vom Trauma zur Genesung spiegelte.

Wenn Sie sich darin üben wollen, getriggerte Gefühle und Wahrnehmungen zu erkennen, können Sie **Arbeitsblatt 6: Woran erkennen Sie, ob Sie getriggert wurden?** benutzen. Wenn wir die Anzeichen dafür, daß wir getriggert worden sind, erkennen können, hilft uns das zu kennen, was tatsächlich im Gange ist: »Bin ich nur getriggert worden? Oder bin ich wirklich in Gefahr? Bin ich getriggert worden, oder bedeutet meine Scham, daß ich wertlos bin?« Wenn wir in der Lage sind zu erkennen, daß wir getriggert worden sind, werden unsere Gefühle dadurch nicht unwichtig – es bedeutet nur, daß unsere Gefühle uns an etwas erinnern, das viel schlimmer war als das, wodurch sie getriggert wurden.

Manchmal triggert uns etwas, das jedem Menschen zu schaffen machen würde, etwa wenn uns erschreckt, daß uns jemand anbrüllt oder wenn wir beschämt oder kritisiert, ignoriert oder zurückgewiesen werden. Jeder Mensch erlebt unangenehme Gefühle, wenn so etwas passiert, aber wenn solche Ereignisse außerdem triggernd wirken, ist das, was Sie erleben, möglicherweise eine Art »Doppelschlag«. Sie fühlen sich dann verständlicherweise wie jeder Mensch aufgebracht und bekümmert, werden aber gleichzeitig getriggert, was die negative Wirkung des Ereignisses noch verstärkt. Das Gefühl, gedemütigt worden zu sein, kann eine überwältigende, lähmende Scham hervorrufen, wenn das demütigende Ereignis außerdem triggernd wirkt.

Erschwerend kommt hinzu, daß viele Traumatisierte schon allein dadurch getriggert werden, daß sie ihre Emotionen spüren – und damit meine ich Emotionen jeder Art. Weil es für Kinder in traumatisierenden Umgebungen meist gefährlich ist, ihr Leiden, ihre Aufgebrachtheit, ihre Wut oder Tränen (oder all dies zusammen) zu erkennen zu geben, kann auch schon allein das Spüren von Emotionen triggernd wirken.

Die meisten Traumatisierten haben Schwierigkeiten damit, daß sich Gefühls- oder Körpererinnerungen nicht wie Erinnerungen anfühlen. Sie empfinden ihre Scham in der Gegenwart als echt. Furcht oder Entsetzen erscheinen ihnen in der aktuellen Situation als Hinweis auf eine reale Gefahr. Nichts sagt uns: »Mach' dir keine Sorgen, das ist nur eine Erinnerung.« Bessel van der Kolk, einer der Pioniere im Bereich der Traumabehandlung, erinnert Therapeuten: »Wir müssen unseren Patienten vor allem beibringen, voll und ganz und vor allem sicher in der Gegenwart zu leben« (van der Kolk 2014/2015, dt. S. 90). Zur Vergangenheit in Kontakt zu treten ist leicht: Dazu braucht man nur einen Trigger. Viel schwieriger ist es für Traumatisierte, *jetzt hier* zu sein. Stellen Sie sich diesen Schritt auf dem Weg zu Ihrer Genesung als das Bemühen vor, Ihrem Körper beizubringen, *hier,* nicht dort, zu sein. Wie Sie im nächsten Kapitel sehen werden, kann Ihr Gehirn Ihnen dabei helfen, dieses Ziel zu erreichen.

Ihr Gehirn kennenlernen

Notieren Sie in dem Diagramm, was die verschiedenen Teile Ihres Gehirns zu Ihrem Alltagsleben beitragen. Vielleicht ist Ihr denkendes Gehirn für Sie eine Ressource, oder dieser Teil bewegt sich im Kreis oder ist unablässig aktiv. Vielleicht sind Ihre Emotionen für Sie eine Stärke, oder Sie empfinden sie als überwältigend. Vielleicht reagiert Ihr Reptilienhirn übertrieben stark, oder es erstarrt und macht es Ihnen unmöglich, aktiv zu werden, wenn Sie dies wollen.

Notieren Sie, was Ihnen auffällt.

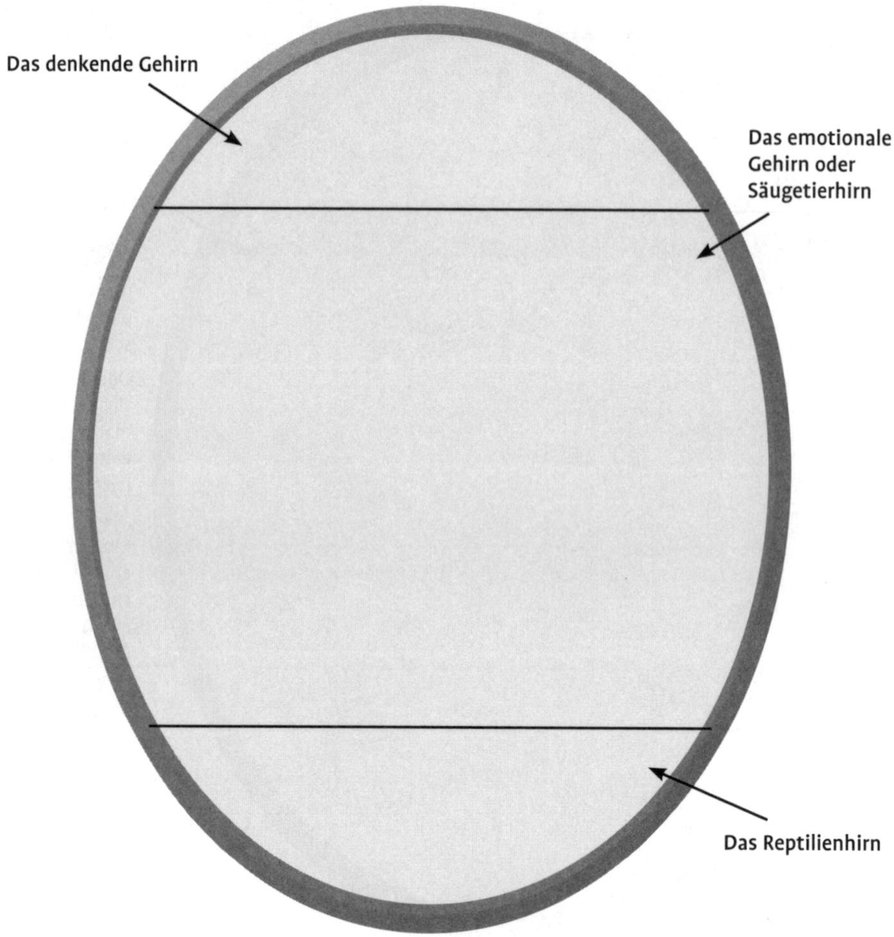

Welche Teile Ihres Gehirns sind für Sie eine Ressource?

Welche Teile Ihres Gehirns machen Ihnen die größten Schwierigkeiten oder verursachen die größten Probleme?

The »triune brain« model (MacLean 1967)

Wie sich Ihr Gehirn an das Trauma erinnert

Notieren Sie, woran sich die verschiedenen Teile Ihres Gehirns erinnern. **Sie brauchen das aber nicht in allen Einzelheiten zu beschreiben.** Ein paar Worte oder Sätze reichen völlig – etwa »Ich erinnere mich daran, was passiert ist« oder: »Ich erinnere mich nicht an meine Kindheit« oder: »Ich kann darüber sprechen, ohne irgendwelche Gefühle zu spüren« oder: »Ich habe nur überwältigende Gefühle und Reaktionen.«

Wie stark erinnert sich Ihr denkendes Gehirn an das, was passiert ist?

Vollständige Ereignisse oder nur Bruchstücke?

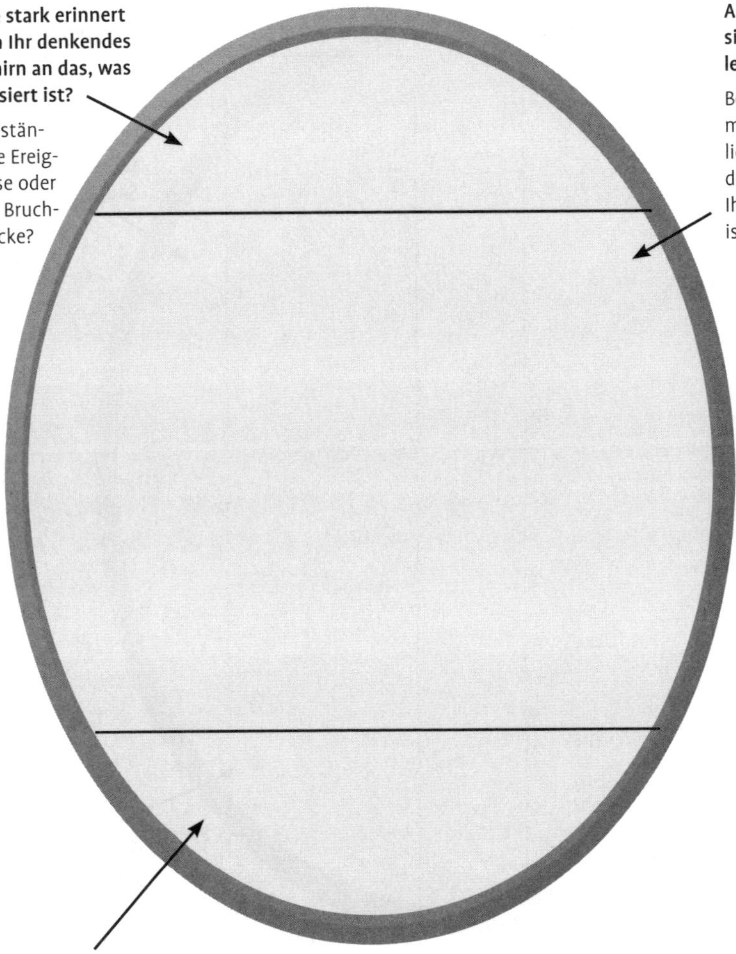

An wieviel erinnert sich Ihr emotionales Gehirn?

Bemerken Sie manchmal plötzlich Emotionen, deren Ursprung Ihnen völlig unklar ist?

Wird Ihnen manchmal plötzlich schlecht?

Oder fühlen Sie sich manchmal plötzlich wütend oder bekommen Angst?

Möglicherweise erinnern Sie sich an Vieles aufgrund Ihrer Gefühle und Körperempfindungen.

An wieviel erinnert sich Ihr Reptilienhirn?

Erschrecken Sie leicht? Halten Sie sich von anderen Menschen fern? Geraten Sie ohne jeden Grund unter Anspannung? Oder werden Sie empfindungstaub? Fängt Ihr Herz an zu rasen?

Erkennen von Triggern und Getriggert-Werden

Notieren Sie in jeder Situation, in der Sie glauben, getriggert worden zu sein, Ihre Reaktion (Gefühle, Gedanken, physische Reaktionen), deren Stärke, was unmittelbar davor geschehen ist und wie Sie mit der Situation fertig geworden sind. Haben Sie versucht, den Trigger zu ignorieren oder zu unterdrücken? Haben Sie sich selbst oder den Trigger verurteilt? Urteilen Sie nicht, registrieren Sie nur, was geschieht.

Datum, Uhrzeit, Situation	getriggerte Gefühle, Gedanken und physische Empfindungen	Intensität: 0–10	Trigger: Was ist direkt davor geschehen?	Bewältigung: Wie sind Sie mit der Situation fertig geworden?

Woran erkennen Sie, ob Sie getriggert wurden?

Die Anzeichen dafür zu erkennen, daß wir getriggert wurden, hilft uns, unsere Realität zu kennen: Bin ich getriggert worden? Oder bin ich wirklich in Gefahr? Muß ich meinen Arbeitsplatz verlassen? Oder erlebe ich gerade nur, daß ich getriggert wurde? Zu erkennen, daß wir getriggert wurden, bedeutet nicht, daß unsere Gefühle unwichtig sind. Unsere Gefühle erinnern uns nur an etwas, das weitaus schlimmer ist als das, was sie getriggert hat.

Prüfen Sie die Ihnen bekannten Zeichen dafür, daß Sie getriggert wurden.

- ☐ zittern, erschaudern
- ☐ überwältigende Emotionen
- ☐ Atembeschwerden
- ☐ Körper droht zu kollabieren
- ☐ sich »besessen« fühlen
- ☐ Wunsch aufzugeben oder zu sterben
- ☐ Wunsch, sich selbst zu verletzen
- ☐ Wunsch zu trinken oder Drogen zu konsumieren
- ☐ schlotternde Knie
- ☐ allgemeine Taubheitsempfindung
- ☐ plötzliche starke physische oder emotionale Reaktionen
- ☐ Wunsch davonzulaufen
- ☐ Zusammenbeißen der Zähne
- ☐ fühlt sich unerträglich an
- ☐ entsetzt, in Panik
- ☐ Selbsthaß
- ☐ Haß auf andere Menschen
- ☐ Empfinden von Rage
- ☐ Empfinden überwältigender Scham
- ☐ Emotionen entsprechen nicht der aktuellen Situation
- ☐ Aktivitäten entsprechen nicht der Situation
- ☐ Fäuste ballen, sich aufregen oder flaues Gefühl im Magen

Wenn Sie Anzeichen für Getriggert-Werden erkennen, sagen Sie sich immer wieder: »Das ist nur ein Trigger – ich werde getriggert – weiter nichts.«

3

Wie uns das Gehirn zu überleben hilft

Ein unerwarteter und unbeachteter Trigger löst einen Alarm aus, unser Körper wird plötzlich steif oder fährt zusammen, und unser Herz fängt an zu pochen. Gleichzeitig schränkt das denkende Gehirn, der Präfrontalkortex, seine Aktivität ein, was zwar das Denken erschwert, aber schnelle instinktive Reaktionen erleichtert, wenn wir wirklich in Gefahr sind. Ohne das denkende Gehirn können wir nicht vom Geschehen zurücktreten und eine Situation beurteilen oder über die beste Alternative nachdenken. In einem Notfall bleibt keine Zeit zum Nachdenken. Der Instinkt ist immer besser und schneller, wenn es um das Überleben geht, aber sobald die akute Gefahr vorüber ist, brauchen wir unser Gewahrsein und müssen denken können, um von unserem traumatischen Erlebnis genesen zu können.

Erschwert wird der Genesungsprozeß durch die Tatsache, daß Gehirn und Körper auf das Alltagsleben weiter so reagieren, als wären wir in Gefahr. Jahre später – und das gilt auch, wenn die Welt, in der wir leben, sicher ist – werden die gleichen Notfallreaktionen immer noch ausgelöst, wenn ein Trigger unser inneres Alarmsystem aktiviert. Wenn Traumatisierte so etwas täglich erleben, fühlen sie sich verwirrt und überwältigt. Sie fragen sich dann: »Warum bin ich so wütend? So ängstlich? So beschämt?« Und die Schlußfolgerungen, zu denen sie am häufigsten gelangen, lauten entweder: »Mit mir stimmt etwas nicht«, was dazu führt, daß ich mich noch mehr schäme, mich davor fürchte, entlarvt zu werden, oder daß ich in die Defensive gehe. Oder: »Irgend etwas stimmt nicht mit meinem Zuhause, meiner Arbeit, meinen Freunden, meinem Partner, meiner Art zu leben«, wodurch Angst, Wut, Scham oder Hoffnungslosigkeit oft noch verstärkt werden. Und je schlechter wir uns fühlen, um so impulsiver werden wir natürlich.

Die Trigger sowie die automatischen Schlußfolgerungen, zu denen wir gelangen, deaktivieren das denkende Gehirn und geben so dem Reptilienhirn die Freiheit, seinen Instinkten zu folgen. Und wonach sucht das Reptilienhirn instinktiv? Nach Entlastung und einem Gefühl der Sicherheit. Der aus der Verzweiflung geborene Impuls, schnelle Linderung zu suchen, verbunden mit dem Verlust der Fähigkeit, die Folgen unseres eigenen Verhaltens zu beurteilen, setzt Menschen unausweichlich weiterer Gefahr aus oder wird allmählich zu einem Teufelskreis.

Niemand hat Schuld. Gehirn und Körper reagieren lediglich auf eine wahrgenommene Bedrohung. Wir *entscheiden* uns nicht bewußt dafür, unsere Fähigkeit, zu denken und zu planen, zu verlieren – das geschieht automatisch.

Heilung und denkendes Gehirn

Das denkende Gehirn leistet aber noch viel mehr für uns, als uns zu ermöglichen, klar zu denken und gute Entscheidungen zu treffen. Um zu heilen – was bedeutet, daß wir uns jetzt sicher fühlen und wissen, daß wir in Sicherheit sind – erfordert die Wiederherstellung der Aktivität des Präfrontalkortex, so daß wir beobachten, reflektieren, uns selbst und andere in der richtigen Perspektive sehen können und Zugang zu Neugier und Mitgefühl haben. Weisheit kann sich nur entfalten, wenn dieser Teil des Gehirns einbezogen ist. Mit dem Ausdruck *weiser Geist* beziehen wir uns auf den medialen Präfrontalkortex, der sich unmittelbar hinter der Stirn befindet. Seine Aufgabe ist es, uns zu helfen, die Umgebung, uns selbst und die Menschen um uns her zu beobachten – also das große Bild im Blick zu behalten. Wir benutzen diesen Teil des Gehirns, wenn wir meditieren, beobachten oder auf etwas Bestimmtes fokussieren und wenn wir Dinge mental aus der Distanz verfolgen. Außerdem hilft er uns, Informationen aus anderen Gehirnbereichen zu integrieren. Beispielsweise denken wir: »Ich bin nervös«, und dann merken wir, unsere Knie zittern und unser Herz schlägt schneller.

Vor allem wirkt der mediale Präfrontalkortex oder der weise Geist beruhigend auf die Amygdala, von der angenommen wird, sie sei ein Zentrum emotionaler Erinnerung, in dem traumabezogene Gefühls- und Körpererinnerungen gespeichert oder enkodiert werden. Außerdem fungiert die Amygdala als Wächter, der die Umgebung beobachtet, um potentielle Bedrohungen frühzeitig zu erkennen. Aktivieren wir unseren weisen Geist, signalisieren wir unserem Körper und Nervensystem, daß sie in der gegenwärtigen Situation sicher sind, woraufhin die Amygdala automatisch ihre Aktivität verringert. Wir können uns das wie einen Rauchmelder vorstellen, der reagiert, wenn eine Scheibe Toastbrot verkohlt: Aktivieren wir den medialen Präfrontalkortex, sind wir besser in der Lage, Signale zu unterscheiden, und sobald wir dann

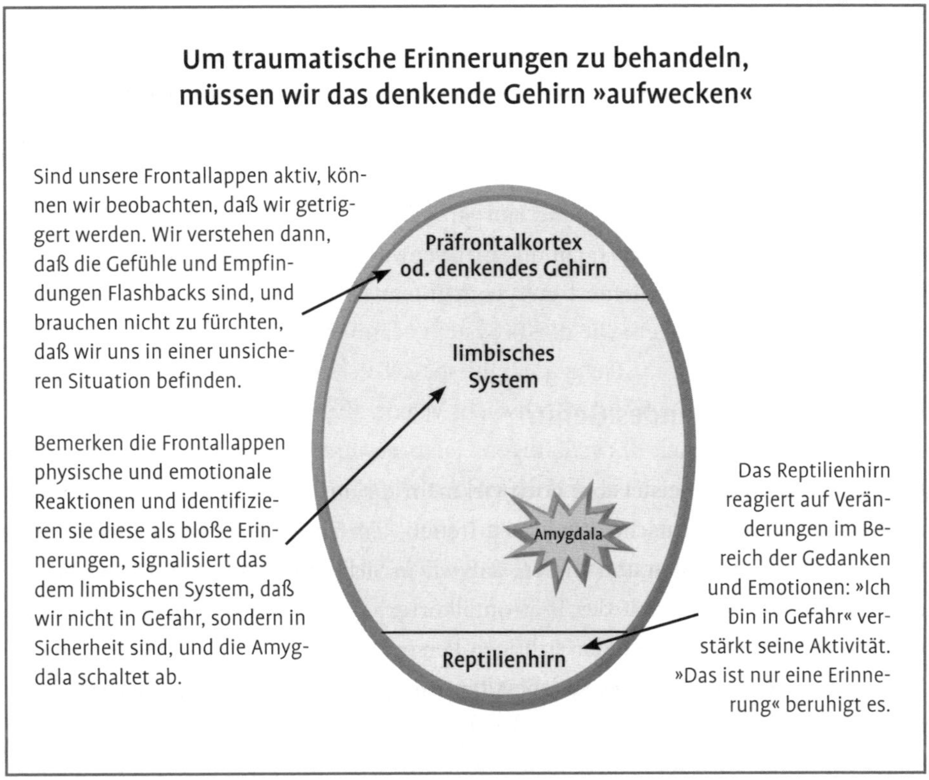

ABBILDUNG 3.1 Wie wir unser Gehirn zur Heilung von Traumanachwirkungen nutzen können

den Geruch der verkohlenden Toastscheibe erkennen, hört der Rauchmelder in unserem Gehirn auf zu piepsen.

Abbildung 3.1 zeigt, wie das denkende Gehirn Ihnen helfen kann, automatische traumabedingte Reaktionen zu verändern. Wir können zwar mit dem Reptilienhirn und dem emotionalen Gehirn nicht denken, aber wir können das denkende Gehirn nutzen, um Körper und Nervensystem zu beruhigen, indem wir uns seiner Fähigkeit, zu beobachten und Vergangenheit und Gegenwart zu unterscheiden, bedienen.

Woran erkennen wir, wann ein traumatisches Ereignis vorüber ist?

In einer traumatischen Situation geschehen die Dinge schnell und wirken in ihrer Intensität überwältigend. Schaltet das denkende Gehirn ab, verstehen wir nicht mehr, was vor sich geht – deshalb können sich die meisten Traumatisierten nicht sicher sein, daß die traumatische Situation, die sie erlebt haben, beendet ist. Sie ist zwar vorüber, es fühlt sich aber nicht so an, als ob sie wirklich zuende wäre. Wir können nur herausfinden, daß wir in Sicherheit sind, indem wir entweder Erleichterung und ein körperliches Gefühl von Sicherheit in unserem Körper spüren *oder* indem wir intellektuell einschätzen, ob wir in Sicherheit oder immer noch in Gefahr sind. Ist jedoch das innere Alarmsystem des Gehirns aktiviert und reagiert so, als bestünde die Gefahr noch, fühlen wir uns weiterhin in Gefahr.

Es ist leicht zu erkennen, wie dieses System Männern und Frauen früherer Zeiten zu überleben half: Weil ihr Gehirn darauf spezialisiert war, reagierten sie auf Gefahren eher übertrieben stark als zu schwach. Wie in Kapitel 1 erläutert wurde, hatten Höhlenbewohner, die auf die vielfältigen Gefahren ihrer Welt zu schwach reagierten, geringere Überlebenschancen, und diejenigen, die übermäßig stark reagierten, waren eher auf der Hut und zur Verteidigung bereit. Die Negativitätsverzerrung unseres Gehirns (Hanson 2013) sorgt dafür, daß wir uns vor Gefahren hüten, doch die Aus-

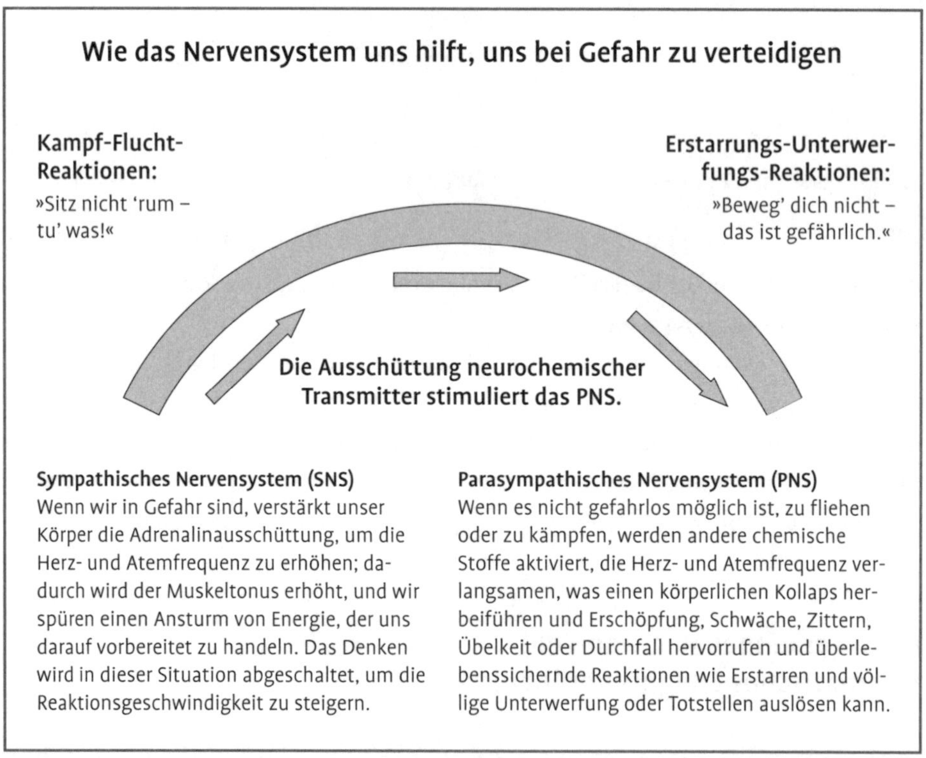

ABBILDUNG 3.2 Hilfe des Nervensystems bei Gefahr

wirkungen dieser Reaktion verfolgen Traumatisierte über Jahre und manchmal sogar noch Jahrzehnte nach ihren traumatischen Erlebnissen.

Vielleicht weil es zur Zeit der ersten Menschen nicht adaptiv war, sich in ein Gefühl der Sicherheit hinein zu entspannen, ist die Streßreaktion in Notfällen nur zu Extremen in der Lage. Sie kennt nur zwei Geschwindigkeiten: »Sitz nicht nur herum – *tu'* was!« und: »Bewege dich nicht – das ist zu gefährlich.« Diese beiden Reaktionsweisen werden von unterschiedlichen Teilen des Autonomen Nervensystems bestimmt, dem neuronalen System, das unsere Emotionen, physischen Reaktionsweisen und Impulse steuert. Daß die beiden Zweige des ANS auf unterschiedliche Reaktionsweisen spezialisiert sind, erschließt uns mehr Möglichkeiten, unser Überleben zu sichern.

Sind wir in Gefahr, wird das Sympathische Nervensystem (SNS) augenblicklich mobilisiert, wie Abbildung 3.2 veranschaulicht. Die Herzfrequenz steigt dann, um dem Muskelgewebe mehr Sauerstoff zuzuführen. Wir spüren dann einen Energieansturm, und alle nicht unbedingt erforderlichen Körpersysteme werden abgeschaltet, darunter auch die für das Denken wichtigen Gehirnareale, damit wir unsere gesamte Energie auf Kampf, Flucht und Deckungssuche fokussieren können.

Zwei Situationen aktivieren das Parasympathische Nervensystem (PNS). Wenn es für uns gefährlicher ist, uns zu verteidigen, als uns in unser Schicksal zu fügen, oder wenn wir in einer Situation gefangen sind, bremst das PNS unseren Impuls, uns zu verteidigen, und wir werden passiv und gefügig. Wir »spielen tot.« Überstehen wir die Gefahr, und die Bedrohung ist vorüber, hilft uns das PNS, uns auszuruhen, unsere Wunden zu pflegen und uns zu regenerieren.

Sie können **Arbeitsblatt 7: Vergangenheit und Gegenwart unterscheiden** benutzen, um herauszufinden, ob Ihr Geist und Körper sich in der Vergangenheit oder in der Gegenwart befinden. Eine Situation aus der Vergangenheit in der Gegenwart zu erleben fühlt sich unangenehm an, ist aber nicht mehr gefährlich, wenn uns klar ist, daß es sich nur um eine Erinnerung, nicht um eine akute Gefahr handelt.

Kinder beispielsweise müssen sich fast ausschließlich auf Erstarrungs- und Totstellreaktionen verlassen, und bei mißhandelten Frauen, Kriegsgefangenen und Geiseln verhält es sich genauso. Für alle weniger wehrhaften Menschen sind Kampf oder Flucht keine Optionen, weil sie sich dadurch nur noch mehr in Gefahr bringen würden. Körper und Gehirn sind so organisiert, daß sie sich instinktiv für die im betreffenden Augenblick wirksamste überlebenssichernde Reaktionsweise entscheiden.

Vielleicht haben Sie sich schon einmal gefragt: »Warum habe ich mich nicht zur Wehr gesetzt?« Die Antwort lautet, daß »Sie« (bzw. »ich«) diese Entscheidung gar nicht getroffen haben. Vielmehr waren Ihr Körper und Ihr Gehirn der Auffassung, zu kämpfen sei keine sinnvolle Option. Deshalb schaltete Ihr Denkvermögen ab, und Ihr Körper entschied instinktiv über die nächsten Schritte.

Benutzen Sie **Arbeitsblatt 8: Wie unser Nervensystem uns verteidigt,** und beobachten Sie mit seiner Hilfe die Funktionsweise Ihres Nervensystems. Was immer Sie feststellen, hilft Ihnen nicht nur, Ihre gegenwärtigen Aktionen und Reaktionen zu verstehen, sondern mittels dieser Muster werden Sie auch mehr darüber herausfinden, wie es Ihnen gelang zu überleben.

Wie posttraumatische Symptome unsere Traumageschichte spiegeln

Die Auswirkungen einer Posttraumatischen Belastungsstörung (PTBS) schlagen sich darin nieder, wie unser Nervensystem noch lange nach Ende der Gefahrensituation weiter versucht, unser Leben zu retten. Werden wir getriggert, übermittelt eine starke sympathische Aktivierung Körper und Geist eine Warnung: »Höchste Alarmstufe! Gefahr im Verzug!« Dadurch wird viel physische Energie aktiviert, starke instinktgeleitete Impulse manifestieren sich, und wir erleben jene eiskalte Ruhe, die uns das Gefühl vermittelt, uns stünden übermenschliche Kräfte zur Verfügung. War Aktivität jedoch zum Zeitpunkt des traumatischen Erlebnisses für uns gefährlich, erlebt unser Körper sympathische Erregung möglicherweise als Gefahr, und dadurch wird das PNS automatisch veranlaßt, auf die Bremse zu treten und alle unsere Bewegungen abrupt zum Stillstand zu bringen. Jahre später ist das PNS möglicherweise immer noch dominant und raubt dem Betroffenen seine Energie, seinen inneren Antrieb und sein Selbstvertrauen.

Wenn Traumatisierten nicht klar ist, daß ihr Gehirn und Körper diese Gefühle und Reaktionen erzeugen und daß ihre traumatischen Erlebnisse ihr Nervensystem dazu konditioniert haben, so zu reagieren, geben sie sich selbst die Schuld an ihrem Zustand und denken: »Ich bin deprimiert, obwohl es eigentlich nichts gibt, wes-

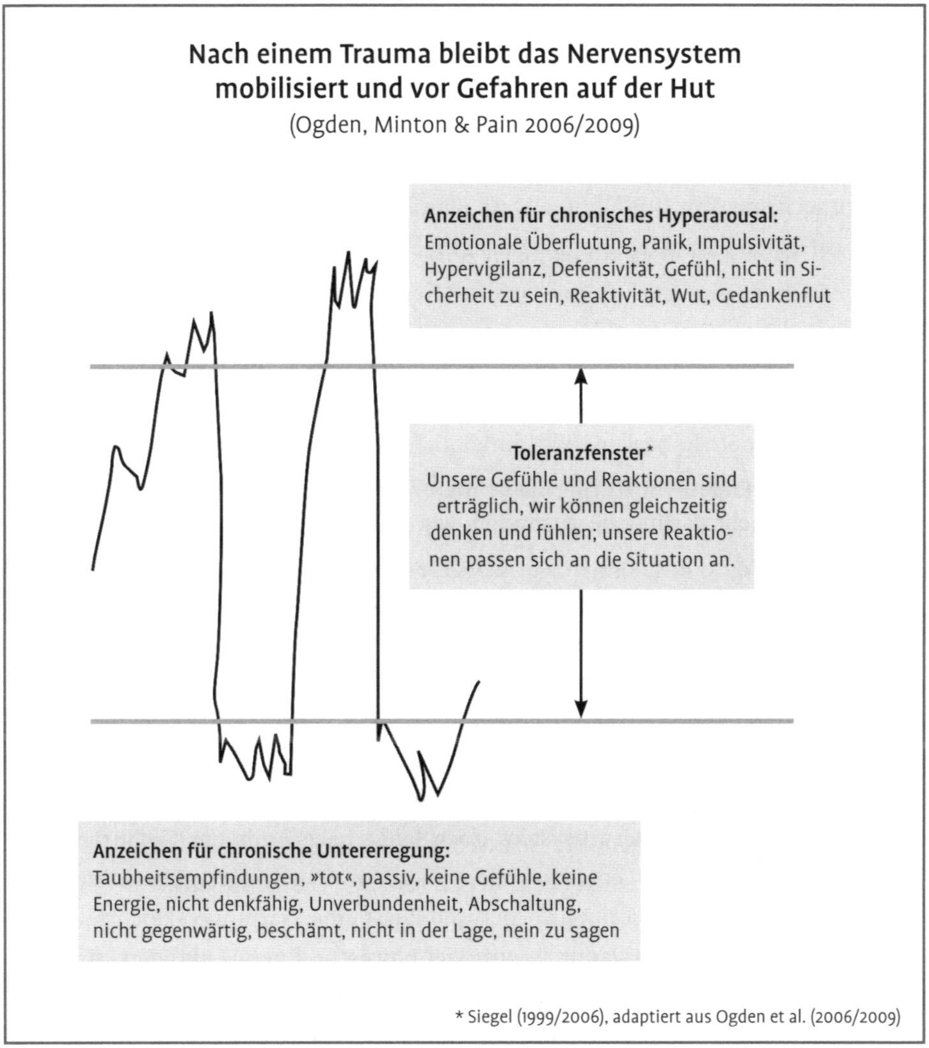

ABBILDUNG 3.3 Ein Nervensystem, das sich an eine gefährliche und bedrohliche Welt angepaßt hat

halb ich deprimiert sein könnte« oder: »Ich bin eben ein Wüterich« oder: »Ich weiß nicht, warum ich ständig Angst vor allem Möglichem habe – wahrscheinlich bin ich einfach ein Angsthase.« Doch sich selbst die Schuld zu geben, wirkt triggernd und bringt viele Menschen dazu, Lösungen für solche Probleme zu suchen, die ihre Situation noch verschlimmern. Unser Nervensystem hat sich an Gefahrensituationen angepaßt, auch wenn wir aktuell in einer Welt leben, die kaum jemals gefährlich ist. Und diese Adaptation sorgt dafür, daß die Relikte unserer traumatischen Erlebnisse in unserem Körper auch dann noch mobilisiert bleiben, wenn dies nicht mehr erforderlich ist.

Abbildung 3.3 veranschaulicht die häufigsten Muster autonomer Aktivierung, die in Reaktion auf wiederholte oder ständige Bedrohungen entstehen. Achten Sie darauf, welche Erregungsmuster in diesem Diagramm Ihnen besonders vertraut vorkommen. Das Muster der Reaktion Ihres Nervensystems auf Ihre Umgebung und auf alltäglichen Streß, das Ihnen in Ihrem heutigen Alltagsleben auffällt, erzählt die Geschichte Ihres Überlebens und spiegelt, wie sich Ihr Nervensystem an die traumatischen Zustände, mit denen Sie einmal konfrontiert waren, angepaßt hat. Haben Sie überlebt, indem Sie ständig auf der Hut, angespannt, ängstlich und reaktiv waren? Oder haben Sie sich totgestellt und waren wie betäubt und nicht in der Realität? War es besser für Sie, zu fliehen oder zu kämpfen? Oder war es besser, zu kollabieren und in völlige Passivität zu verfallen? Ihr Körper sagt Ihnen, was damals für Sie am sichersten war, auch wenn das gleiche Verhalten heute für Sie nicht mehr optimal ist. Mit Hilfe des abgebildeten Diagramms können Sie auch erkennen, wann Sie sich außerhalb des Bereichs Ihres Toleranzfensters befinden, und es kann Sie daran erinnern, daß es für Sie an der Zeit ist, die Dinge gemächlicher anzugehen oder das Tempo zu erhöhen.

Arbeitsblatt 9: Trauma und Toleranzfenster, kann Ihnen helfen, sich darüber klar zu werden, wie Ihr Sympathisches und Ihr Parasympathisches Nervensystem nach dem Trauma weiter reagieren, wie sie weiterhin Ihre Gefühle und Ihr Verhalten beeinflussen und ob Sie ein größeres Toleranzfenster benötigen. Oft sind unsere sympathischen und parasympathischen Reaktionen voraussehbar. Bestimmte Situationen triggern die eine oder die andere Reaktion, wohingegen andere Situationen als positive Trigger fungieren, die zur Erweiterung des Toleranzfensters beitragen. Beziehen Sie diese Information in die Beschäftigung mit dem Arbeitsblatt ein, und lernen Sie so, traumabezogene Trigger frühzeitig zu erkennen und auch positive Trigger zu identifizieren.

Denken Sie daran, daß Sie zum Zeitpunkt des traumatischen Geschehens keinen Einfluß auf die Reaktion Ihres Nervensystems hatten. Das Gehirn reagiert schon, bevor wir die Situation bewußt wahrnehmen, und wir können unsere instinktiven Reaktionsweisen nicht besser beeinflussen als eine Eidechse. Verbessertes Gewahrsein dieser Reaktionen in ihrer Eigenschaft als Erinnerungen des Nervensystems oder als überlebenssichernde Reaktionen bewirken oft, daß sie als erträglicher empfunden werden. Wenn wir nicht verstehen, warum wir plötzlich nichts mehr empfinden oder warum wir aus der Haut fahren, beunruhigen uns unsere Reaktionen stärker, oder wir schämen uns ihrer mehr.

Weil Traumatisierte nicht wissen, warum sie auf eine bestimmte Art reagieren – verzweifelt bemüht, dies zu unterbinden, und nicht in der Lage, klar zu denken –, handeln sie impulsiv. Um uns über die Konsequenzen unseres Handelns Rechenschaft zu geben, brauchen wir das denkende Gehirn, und außerdem müssen wir das Gefühl haben, daß wir Zeit genug zum Denken haben. Die verzweifelten Maßnahmen, zu denen Traumatisierte Zuflucht nehmen, wenn sie getriggert worden sind, reichen von Arbeitssucht und Perfektionismus, übermäßigem Konsum von Nahrung und Alkohol bis hin zu schwerem Substanzmißbrauch, Selbstschädigungszwang, lebensgefährlichen Eßstörungen oder Suizidimpulsen und -handlungen. Im nächsten Kapitel werden wir untersuchen, wie wir diese Muster verstehen und an ihnen arbeiten können – Verhaltensweisen, die im Körper zunächst ein Gefühl stärkerer Sicherheit erzeugen, aber später zur Gefahr für Leib und Leben werden.

Vergangenheit und Gegenwart unterscheiden

Wenn wir zu erkennen lernen, wie wir auf die Vergangenheit reagieren, hilft uns das herauszufinden, wann wir (trotz eines Triggers) *im Gegensatz zu* echter Gefahr in Sicherheit sind. Dadurch fühlen wir uns weniger hoffnungslos, fürchten wir uns weniger und sind wir weniger wütend, weniger deprimiert und weniger verrückt. Außerdem hilft uns dies zu erkennen, wann wir uns an etwas erinnern. Jedesmal wenn Sie Verzweiflung empfinden, sollten Sie sich darüber klar werden, was im Gange ist, indem Sie dieses Arbeitsblatt ausfüllen.

Tageszeit	**Was tun Sie gerade?**	**Welche Gefühle und Empfindungen nehmen Sie wahr?**	**Welche Überzeugung könnte erklären, weshalb Sie sich so fühlen?**	**Ergeben diese Gedanken/Gefühle in der Gegenwart oder in der Vergangenheit mehr Sinn?**

Was passiert, wenn Ihnen klar wird, daß ein Gefühl in der Vergangenheit als sinnvoller erscheint als in der Gegenwart?

ARBEITSBLATT 8

Wie unser Nervensystem uns verteidigt

Beschreiben Sie, wie Ihr Nervensystem arbeitet. Was tut Ihr SNS, wenn Sie getriggert werden? Wie sind Ihre Kampf-oder-Flucht-Reaktionen beschaffen? Was tut das PNS? Welches von beiden ist Ihnen vertrauter?

Kampf-/Flucht-Reaktionen:

Erstarrungs-/Unterwerfungs-Reaktionen:

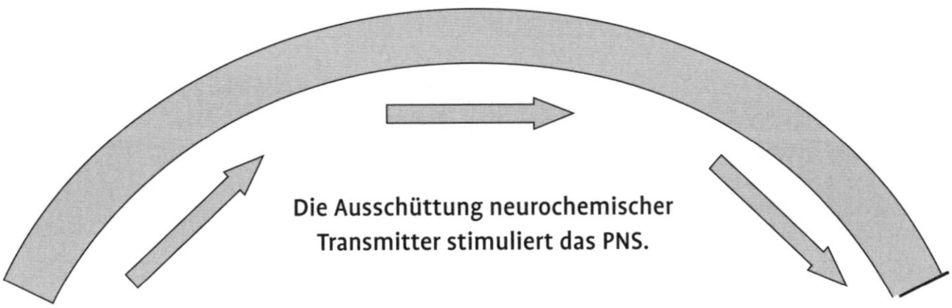

Sympathisches Nervensystem:

Parasympathisches Nervensystem:

Trauma und Toleranzfenster

Markieren Sie unter den im folgenden aufgelisteten Anzeichen für autonomes Hyper- und Hypoarousal diejenigen, die Sie bei sich selbst erkennen, und fügen Sie eventuell weitere, nicht aufgelistete Anzeichen hinzu. Notieren Sie die Situationen, die diese unterschiedlichen Zustände stimulieren. Sind Sie beispielsweise allein oder in Gesellschaft stärker übererregt? Befinden Sie sich bei der Arbeit eher innerhalb Ihres Toleranzfensters?

Anzeichen für chronische Übererregtheit: Emotionales Überwältigtsein, Panik, Impulsivität, Hypervigilanz, Defensivität, Gefühl mangelnder Sicherheit, Reaktivität, Wut, Gedankenrasen UND: __________ __________ __________	**Wann bin ich übererregt?** __________ __________ __________ __________ __________
Toleranzfenster: Meine Gefühle und Reaktionen sind erträglich; ich kann gleichzeitig denken und fühlen; meine Reaktionen passen sich an die jeweilige Situation an. UND: __________ __________ __________	**Wann befinde ich mich im Bereich meines Toleranzfensters?** __________ __________ __________ __________
Anzeichen für chronische Untererregtheit: Taubheitsempfindungen, »tot«, passiv, keine Empfindungen, keine Energie, unfähig zu denken, unverbunden, abgeschaltet, nicht präsent, beschämt, unfähig, »nein« zu sagen, UND: __________ __________ __________	**Wann bin ich untererregt?** __________ __________ __________ __________ __________

4

Mit posttraumatischen Problemen fertig werden

In einer bedrohlichen Welt ohne Unterstützung, Schutz und Trost müssen Kinder sich auf die beschränkten Mittel ihres eigenen Körpers verlassen, um mit überwältigenden Umständen und unerträglichen Gefühlen fertig zu werden. Säuglinge verfügen über die geringsten Ressourcen, weil ihr Körper und ihr Nervensystem zum Zeitpunkt der Geburt noch unreif sind; aber sogar ein Baby kann dissoziieren oder in einen erschlafften, empfindungstauben parasympathischen Zustand verfallen. Kleinkinder und Kinder im Vorschulalter haben schon mehr Möglichkeiten. Sie können sich durch Essensaufnahme oder Masturbation beruhigen und so angenehme Empfindungen erleben. Und durch hyperaktives oder gefährliches Verhalten können sie die Adrenalinproduktion anregen. In der Latenzzeit und der frühen Pubertät stehen Kindern noch mehr Möglichkeiten offen: Sie können dann die Nahrungsaufnahme entweder stark einschränken oder übermäßig viel essen und das Verzehrte anschließend wieder von sich geben, Zwangsverhalten entwickeln, sexuell ausagieren, sich kneifen oder kratzen und sogar Suizidphantasien hegen. Auch weniger selbstzerstörerische Coping-Strategien können sich entwickeln: Betroffene können sich in der Lektüre von Büchern oder in Phantasien verlieren, parentifizierendes Verhalten entdecken oder ungewöhnlichen Ehrgeiz entwickeln.

In der Adoleszenz fördert die zunehmende physische Stärke und Fähigkeit des Körpers neue Möglichkeiten der Selbstregulation. Die Flucht wird nun zu einer realistischen Möglichkeit. Teenager können sich auch eher Zigaretten und Drogen besorgen, sie können sexuell ausagieren, sie können schwerwiegendere Eßstörungen entwickeln und sind in der Lage, suizidale Impulse auszuführen. Sie können körperlich gewalttätig werden, wobei sie sich anderen gegenüber aggressiv verhalten oder Gewalt gegen sich selbst richten können, da sie nicht mehr durch einen gehemmten oder unreifen Präfrontalkortex daran gehindert werden. Eine Spruchweisheit lautet: »Extreme Situationen erfordern extreme Maßnahmen.« Und oft sind verzweifelte selbstdestruktive Aktivitäten bei traumatisierten Kindern schon zu einem bewährten Reaktionsmuster geworden, wenn sie das Erwachsenenalter erreicht haben. Fragen Sie sich: »Wie alt war ich, als ich anfing, ______________________________, um mit meinen Gefühlen fertig zu werden?«

Verzweifelte Bemühungen, ein traumatisiertes Nervensystem zu regulieren

Jede Art von Suchtverhalten, Eßstörung und selbstdestruktivem Verhalten ruft im menschlichen Körper eine neurochemische Reaktion hervor. Wir werden uns im folgenden einige der häufigsten Arten, auf die Traumatisierte ihre traumabasierten Reaktionen zu regulieren versuchen, genauer anschauen.

Selbstverletzungen (Schneiden, Kopfschlagen, Hämmern gegen Wände oder Sich-selbst-Schlagen) verschaffen dem Körper rasch eine gewisse Linderung, indem sie die Produktion von Adrenalin und Endorphin anregen, zwei Arten von Neurochemikalien, die Schmerz lindern. Wie bereits im vorigen Kapitel erläutert wurde, ruft Adrenalin einen Energieansturm hervor, erzeugt ein Gefühl physischer Stärke und induziert außerdem einen Zustand, den man am treffendsten als »ruhig, kühl und gesammelt« beschreiben könnte. Ärzte, Pfleger und Rettungssanitäter machen sich die Wirkung des Adrenalin zunutze, um ihre Arbeit gut tun zu können, und genauso machen es Peak-Performer. Endorphine sind Neurochemikalien, die entspannend wirken, Lust erzeugen und Schmerzen lindern können; sie sind die »Glücksbringer« unseres Körpers. Die Kombination der chemischen Wirkung von Adrenalin und Endorphin, die durch Selbstschädigung hervorgerufen wird, erzeugt die sehr schnelle und vollständige körperliche und emotionale Linderung, die Menschen durch Selbstverletzungen anstreben.

Durch Einschränkung der Nahrungsaufnahme wird der Körper in den neurochemischen Zustand der Ketose versetzt, der eine betäubende Wirkung hervorruft, aber gleichzeitig einen Energiezuwachs zur Folge hat. Insofern ist es nicht verwunderlich, daß Menschen mit Anorexie so wenig essen und trotzdem stundenlang im Fitnesszentrum trainieren können. Eßsucht hingegen hat eine betäubende und entspannende Wirkung.

Drogen (sowohl illegale Genußdrogen als auch verschreibungspflichtige Mittel) verursachen viele unterschiedliche Wirkungen, angefangen von einer sedierenden und betäubenden bis hin zu einer anregenden und Gefühle der Macht und Kontrolle stärkenden. Alkohol wirkt in kleinen Mengen leicht anregend und in größeren Mengen entspannend, wodurch Traumatisierte, wenn sie unter Angst und Depression leiden, eine gewisse Linderung erleben können. Marihuana erzeugt einen permanenten Zustand des Hypoarousals und der Betäubung, insbesondere wenn der Stoff in bestimmten Abständen den ganzen Tag über konsumiert wird.

Auch zwanghafte Hyperaktivität, Arbeitssucht und Hochrisikoverhalten aller Art regen die Adrenalinproduktion an, wohingegen der Rückzug in das eigene Bett und die Einschränkung jeglicher Aktivität eher das Gefühl fördert, von der Realität losgelöst und empfindungstaub zu sein.

Lange bevor der Substanzkonsum zum Mißbrauch oder selbstschädigendes Verhalten zu aktiver Suizidalität wird, lernen Traumatisierte zunächst, daß sie durch ihre Drogen und das von ihnen bevorzugte Verhalten erfolgreich ihre Symptome un-

Was geschieht, wenn das Toleranzfenster sehr klein ist?

Chronisches Hyperarousal
Überwältigt von starken Emotionen, körperlichen Reaktionen und selbstzerstörerischen Impulsen, suchen Menschen sofortige Linderung, indem sie Alkohol trinken, Drogen konsumieren, selbstschädigendes Verhalten praktizieren, fasten, übermäßig viel essen, sich anschließend wieder entleeren und sogar ihren Selbstmord planen – all dies dient dazu, Hyperaktivierung zu verringern, und erzeugt einen falschen Eindruck vom verfügbaren Toleranzfenster.

Enges Toleranzfenster*
Schon eine schwache Emotion oder Aktivierung wird als unerträglich empfunden.

Chronisches Hypoarousal
Wenn Menschen sich innerlich wie betäubt, tot oder leer fühlen, greifen sie zu Stimulantien und nehmen zu selbstschädigendem Verhalten Zuflucht oder stopfen sich mit Essen voll und entleeren sich anschließend gleich wieder, um die Aktivierung zu verstärken. Andere versuchen, den Zustand der Empfindungslosigkeit durch täglichen Konsum von Marijuana und anderen sedierenden Substanzen aufrechtzuerhalten. Auch sie suchen Beruhigung in einem irrigen Gefühl, ein Toleranzfenster zu haben.

* Siegel (1999/2006), adaptiert nach Ogden et al. (2006/2009)

ABBILDUNG 4.1 Wie Traumatisierte mit ihrem traumatisierten Nervensystem umzugehen versuchen

ter Kontrolle bringen und in der Welt ihre Aufgaben erfüllen können. Ich habe den Begriff »erfolgreich« hier ganz bewußt benutzt, weil Substanzkonsum, Eßstörungen und selbstschädigendes Verhalten in dem Maße, wie sie Symptome lindern, Suizidalität, den Verlust der Funktionsfähigkeit im Alltag, sozialen Rückzug und viele andere Probleme, unter denen Traumatisierte oft leiden, verhindern.

Abbildung 4.1 veranschaulicht, wie Menschen instinktiv versuchen, mit Hyper- oder Hypoarousal fertig zu werden, um Linderung zu erleben. Die genannten Verhaltensweisen öffnen ihnen temporär ein illusionäres Toleranzfenster, was bei ihnen das Gefühl »Ich kann damit umgehen« hervorruft, das aber nur für begrenzte Zeit seinen Zweck zu erfüllen vermag und illusorisch ist.

Arbeitsblatt 10: Wie versuchen Sie, Ihr traumatisiertes Nervensystem zu regulieren? soll Ihnen helfen zu untersuchen, wie Sie gelernt haben, sich selbst zu regulieren. Wie versuchen Sie, Ihr Nervensystem und belastende Emotionen zu beeinflussen? Was tun Sie am häufigsten, um Ihren Zustand so zu verändern, daß Sie sich besser fühlen? Und was tun Sie am zweithäufigsten, um mit traumabedingter Aktivierung fertig zu werden? Verurteilen Sie sich nicht, sondern beobachten Sie nur neugierig, wie Ihnen diese Verhaltensweisen helfen. Was auch immer Ihnen auffällt, hilft Ihnen nicht nur, Ihre Aktionen und Reaktionen als Selbsthilfemethoden zu verstehen, sondern gibt Ihnen auch Aufschluß darüber, wie es Ihnen gelungen ist, Ihr Trauma zu überleben. War es für Ihr Überleben wichtig, daß Sie verängstigt und auf der Hut blieben? Daß Sie in Scham verharrten und anderen Menschen zu gefallen versuchten? Haben Sie sich zurückgezogen und sich betäubt? Oder haben Sie Ihr Heil in ständiger Hektik gesucht?

Der Teufelskreis des Suchtverhaltens und der Selbstdestruktivität

Jede Sucht und jedes selbstdestruktive Verhalten ist zunächst eine Strategie zur Sicherung des Überlebens, eine Art, sich zu betäuben, sich gegen intrusive Erinnerungen abzuschotten, die Hypervigilanz zu verstärken, gegen Depression anzukämpfen oder die Dissoziation zu fördern. Aber zwanghafte Verhaltensweisen haben auch eine drogenähnliche Wirkung, und weil diese nach einigen Minuten oder Stunden abklingt, wird das Bedürfnis geweckt, die Aktivität oder den Substanzkonsum zu wiederholen, um die positive Wirkung nicht einzubüßen. Durch wiederholte Nutzung solcher Mittel entwickelt der Körper eine Toleranz gegenüber den psychoaktiven Substanzen (das gilt für Alkohol wie für Heroin und körpereigenes Adrenalin); will man die anfangs erlebte Linderung aufrechterhalten, muß man ständig die Dosierung erhöhen, wobei auch das irgendwann nur noch zur Abwehr der körperlichen und emotionalen Entzugseffekte ausreicht.

Ließe die Wirkung der psychoaktiven Substanzen nicht mit der Zeit nach, könnten Traumatisierte solche lindernden Mittel viele Jahre lang maßvoll benutzen. Doch tatsächlich werden Eßstörungen allmählich immer verheerender, Substanzkonsum wird zu Substanzmißbrauch, selbstschädigendes Verhalten wird allmählich gefährlich, und suizidale Gedanken und Wünsche werden mit der Zeit real lebensbedrohlich. Deshalb sind Substanzkonsum und selbstschädigendes Verhalten anfangs wirksame Methoden des Umgangs mit posttraumatischen Reaktionen, doch mit der Zeit entwickeln diese Möglichkeiten eine Eigendynamik, stören die Funktionsfähigkeit im Alltagsleben immer stärker und werden schließlich zu einer größeren Gefahr als die Symptome, die sie abwehren sollten.

Sobald unser denkendes Gehirn in den Zwanzigern reift, verfügen wir über mehr Möglichkeiten, die Konsequenzen schädlichen Verhaltens einzuschätzen, und wir vermögen besser zu denken, bevor wir handeln; aber dieses verbesserte Gewahrsein führt oft zu Scham: »Warum tue ich das? Wer das von mir wüßte, würde mich verurteilen. Ich müßte damit aufhören, aber das kann ich nicht!« Traumatisierte hassen sich manchmal selbst, weil sie auf die genannten Bewältigungsmethoden zurückgreifen. Die Alternative ist aber noch übler. Die Emotionen und impliziten Erinnerungen, die zu spüren oder anzuerkennen vor langer Zeit gefährlich gewesen wäre, triggern das alte Bedrohungsgefühl immer noch – ebenso wie das verzweifelte Bedürfnis, Emotionen und Erinnerungen um jeden Preis zu unterdrücken.

Ohne zu verstehen warum, gelangen die meisten Traumatisierten zum folgenden Schluß: »Mit mir stimmt irgend etwas nicht – ich muß geschädigt sein.« Ihre Scham und ihre Selbstbeschuldigungen aktivieren natürlich noch stärkere, unerträgliche Gefühle – wodurch ihr Bedürfnis, etwas zu tun, um solche Gefühle zu unterbinden, erneut verstärkt wird. Die Betroffenen befinden sich in einer üblen Zwangslage: Wenn sie die Verhaltensweisen unterbinden, die bei ihnen den Ansturm überwältigender Gefühle eindämmen, werden die Gefühle noch unerträglicher. Versuchen sie hingegen nicht, diese Gefühle zu stoppen, wächst sich ihre Scham zu Selbsthaß aus. Nur wenigen Traumatisierten ist klar, daß ihr selbstschädigendes Verhalten ein kreativer

Versuch ist, ihr eigenes Nervensystem und ihre unerträglichen physischen und emotionalen Reaktionen zu regulieren.

Falls Sie als Traumatisierte gelernt haben, mit überwältigenden Empfindungen fertig zu werden, indem Sie zu Suchtstoffen greifen, Eßstörungen entwickeln oder sich gefährliche Verhaltensweisen zu eigen machen, reicht das vorliegende Buch wahrscheinlich nicht aus, um sowohl auf das Trauma als auch auf Ihre Bemühungen, mit ihm fertig zu werden, konstruktiv einzugehen. Allerdings ist die hier erläuterte Art, über Ihre Überlebensstrategien nachzudenken, ein wichtiger erster Schritt. Im nächsten Kapitel werden wir uns damit befassen, wie man hochriskante Verhaltensmuster im Umgang mit traumatischen Reaktionen erkennen und verändern kann.

ARBEITSBLATT 10

Wie versuchen Sie, Ihr traumatisiertes Nervensystem zu regulieren?

Hyperarousal

Wie versuchen Sie, Ihr Hyperarousal zu regulieren? Notieren Sie alles, was Sie tun, um Ihre Aktivierung zu verringern oder zu verhindern, daß Ihre Emotionen zu stark werden.

____

____

____

____

____

____

Enges Toleranzfenster*

Schon eine relativ schwache Emotion wird als unerträglich empfunden.

Hypoarousal

Wie versuchen Sie, Ihr Hypoarousal zu regulieren? Reguliert dieser Zustand Sie? Oder regulieren Sie ihn? Notieren Sie, was Sie tun, um Ihre Aktivierung zu verstärken oder Ihre Betäubung und Distanziertheit aufrecht zu erhalten, ohne sich deswegen selbst zu verurteilen.

____

____

____

____

____

____

* Siegel 1999/2006

5

Selbstzerstörerische Bewältigungsmuster überwinden

Willenskraft hilft nie, wenn der Präfrontalkortex oder das denkende Gehirn abgeschaltet ist. Noch schlimmer ist, daß Sicherheit, Nüchternheit oder Abstinenz zunächst zu einer Verstärkung des Hyper- oder Hypoarousals und zum Abschalten des Präfrontalkortex führen können. Behandlungsprogramme sind für die Stabilisierung bei Eßstörungen, Suchtproblemen oder Suizidalität und Selbstschädigungstendenzen häufig wichtig, aber dauerhafte Veränderungen in dieser Hinsicht sind in ein paar Wochen oder Monaten kaum zu erreichen. Die traditionell üblichen Einweisungen in die Psychiatrie bei potentiell gefährlichem Verhalten verringern zwar die Gefahr einer Schädigung, sind aber kaum Traumabehandlungen und führen auch nicht dazu, daß Traumatisierte neue, adaptivere Bewältigungsstrategien entwickeln. So notwendig solche Programm für Menschen sind, die sich in einer konkreten Gefahr befinden, ist für die Heilung von Traumafolgen doch ein längerfristiger Ansatz erforderlich, der die Möglichkeiten einer psychiatrischen Klinik und eines psychiatrischen Behandlungszentrums übersteigt.

Ein integriertes Modell für die Behandlung von Traumata und Suchtverhalten

Substanzmißbrauch wird seit langer Zeit als sozialmedizinisches oder rein medizinisches Problem verstanden, im Gegensatz zu Traumata, Eßstörungen und Suizidalität, deren Behandlung eher dem psychiatrischen Bereich zugeordnet wird. Die allgemeine Tendenz zu immer stärkerer Spezialisierung könnte es noch schwieriger machen, für Probleme beider Art Hilfe zu finden. Viele Traumatisierte klagen, daß Fachleute für Eßstörungen den Einfluß von Traumata auf ihre Symptome nicht verstehen; und zu Suizidalität und Selbstschädigung neigende Menschen fühlen sich mißverstanden, wenn ihre Traumavorgeschichte ignoriert wird oder, noch schlimmer, ihnen unterstellt wird, sie würden nach Aufmerksamkeit gieren und seien manipulativ. Unter Spezialisten für Suchtbehandlung setzt sich mittlerweile allmählich die Erkenntnis durch, daß Traumata bei Suchtstörungen eine wichtige Rolle spielen; das hindert sie aber nicht, weiterhin vorzugsweise zuerst die Sucht zu behandeln. Ich würde bestätigen, daß es wichtig ist, schwere Suchtstörungen und Eßstörungen zuerst unter Kontrolle zu bringen, damit die Patienten überhaupt die Möglichkeit haben, ihr denkendes Gehirn wieder zu benutzen. Erkennen Kliniker jedoch die traumatische Vergangenheit von Patienten an und helfen ihnen, sich darüber klar zu werden, wie Trauma und Zwangsverhalten einander verkomplizieren, fällt es ihnen oft leichter, sich für ihre eigene Genesung zu engagieren.

Programme zur Behandlung von Eßstörungen und Substanzmißbrauch sind besonders wirksam, wenn sich die Patienten ihnen täglich widmen, weil durch Aufklärung und die Bereitstellung einer äußeren Struktur das denkende Gehirn angeregt wird. In Suchtbehandlungsprogrammen werden die gerade erst abstinenten Teilnehmer angehalten, sich mit ihren Ängsten vor Emotionen zu konfrontieren und neue Bewältigungsmethoden zu entwickeln. Bewegen sie sich jedoch nicht im Rahmen eines solchen Programms, wird es wesentlich schwerer für sie, Triggerwirkungen vorauszusehen und bereits getriggerte Reaktionen zu regulieren – weshalb es unter Traumatisierten, die an Programmen für Sucht- oder Eßstörungen teilgenommen haben, eine hohe Rückfallquote gibt. Insofern ist nicht überraschend, daß sich viele Traumatisierte immer wieder zu Klinikaufenthalten und zur erneuten Teilnahme an Sucht- und Eßstörungsprogrammen gezwungen sehen. Daß alle diese Bemühungen keine länger anhaltende Wirkung haben, verstärkt bei ihnen Gefühle der Scham und Unzulänglichkeit. Zwar können auch Zwölf-Schritte-Programme – wie die der *Anonymen Alkoholiker*, von *Narcotics Anonymous*, *Overeaters Anonymous* sowie *Sex Addicts* und *Sex and Love Addicts Anonymous* – sehr triggernd wirken, doch da ihre positiven Wirkungen die negativen Nebenwirkungen bei weitem überwiegen, empfehle ich diese Meetings uneingeschränkt.

Außerdem rate ich Traumatisierten grundsätzlich, sich Therapeuten zu suchen, die die komplexe Beziehung zwischen Trauma und Suizidalität, Trauma und Sucht, Trauma und Eßstörung sowie Trauma und anderen Arten von Zwangsverhalten verstehen. Aufgabe von Therapeuten ist es, stets nach der adaptiven Intention Ausschau zu halten und die Störung oder Sucht zu einem heldenhaften Versuch, mit überwältigenden Gefühlen und Erinnerungen fertig zu werden, umzudeuten. Zu verstehen, daß der traumatisierte Mensch verzweifelt und überwältigt war und daß sein Verhalten anfangs in geringer Dosierung seinen Zweck erfüllte, ist wichtig für die Genesung.

Diesen Prozeß zu verstehen wird noch wichtiger, wenn Menschen aufhören, Substanzen zu konsumieren oder ihren Körper zu schädigen, und anfangen, angesichts ihrer Selbstdestruktivität tiefe Scham zu empfinden. Aber bedenken Sie, daß Scham und Selbstbeschuldigungen den Präfrontalkortex abschalten und die Fähigkeit zu lernen verringern. Neugier hingegen verstärkt die Aktivität im denkenden Gehirn und fördert somit das Erlernen von Neuem. Beginnen Sie also damit, Neugier zu entwickeln, und fragen Sie sich:

- Wie hat mir ______________________ (z. B. der Drogenkonsum, das Zufügen von Schnittverletzungen, die Eßstörung) zu Beginn geholfen, mit Problemen fertig zu werden? Was hat sich aufgrund dessen verändert?
- Wenn man bedenkt, daß ich zunächst nicht wußte, warum ich diese Dinge tat, wie reagierte ich dann, als das Leben mir abverlangte, mehr zu bewältigen oder anders mit den Dingen fertig zu werden?
- Mußte ich häufiger psychoaktive Substanzen konsumieren oder mich häufiger mit Essen vollstopfen und mich anschließend wieder entleeren? Hat sich meine Vorliebe für bestimmte Substanzen verändert? Oder habe ich neue Möglichkeiten, mit meinem Nervensystem und meinen Gefühlen umzugehen, entdeckt?
- Habe ich unter dem Einfluß von ______________________ (z. B. zwanghaftem Sexualverhalten oder Suizidphantasien) angefangen, anders auszuagieren?
- Wann hat die Sucht begonnen, meine Bewältigungsfähigkeiten negativ zu beeinflussen?
- Was habe ich dann getan?

Vielleicht glauben Sie, Ihre Anorexie sei von Nutzen gewesen, weil sie Ihnen abzunehmen ermöglichte, oder daß Ihre Schnittverletzungen Ihnen geholfen haben, weil Sie sich selbst bestrafen wollten. Aber die physiologischen Resultate dieser Verhaltensweisen stehen nicht im Einklang mit den genannten Überzeugungen. Die Einschränkung der Nahrungsaufnahme und Selbstschädigung erfüllen ihren Zweck, weil sie betäubend wirken und im Zustand des Körpers eine positive Veränderung hervorrufen, und genau darauf müssen wir unsere Neugier richten. Bei jedem Schritt, den wir tun, ist zu bedenken, daß jede Entscheidung für ein bestimmtes Verhalten ein Versuch ist und war, die starken inneren Kräfte unter Kontrolle zu halten, auch wenn diese Bemühungen nicht gänzlich erfolgreich waren und selbst wenn das Endergebnis keine Augenweide ist. Insofern macht es Sinn, daß die Betroffenen um der Sicherheit des Nüchternheits- und Stabilitätsempfindens willen lernen müssen, auf neue Art ein Gefühl der Kontrolle zu entwickeln – durch den Erwerb der

Fertigkeiten und inneren Ressourcen, die für eine Erweiterung des Toleranzfensters erforderlich sind.

Die Entwicklung und Erweiterung eines resilienten Toleranzfensters unterscheidet sich von der Schaffung eines »falschen« Toleranzfensters dadurch, daß selbstdestruktives Verhalten und Suchtverhalten eine sofortige Linderung ermöglichen. Das Toleranzfenster ohne Rückgriff auf Selbstschädigung oder Suchtverhalten zu erweitern erfordert Übung – und das Resultat tritt keineswegs sofort ein! Andererseits ist die unmittelbare Linderung meist längst verflogen, wenn diese Dinge zu einer Sorge der Familie oder des Therapeuten werden. Eine sofortige Linderung mag eingetreten sein, als der Patient diese Möglichkeiten, seine Symptome und Emotionen zu beeinflussen, entdeckte und zum ersten Mal nutzte. Wenn er jedoch fortfährt, sich zu schneiden, seine Nahrungsaufnahme einzuschränken, zu trinken oder Suizidversuche zu unternehmen, wird es für ihn immer schwerer, die gewünschte Linderung zu erreichen, weil sich die Suchtstörung weiterentwickelt. Noch bedenklicher ist, daß das selbstdestruktive Verhalten, die Suchtstörung oder die Eßstörung allmählich gefährlicher wird.

Der Abstinenz-Rückfall-Zyklus

Sobald Traumatisierte den Einfluß von Suchtverhalten oder selbstschädigendem Verhalten in verschiedenen Situationen in ihrem Leben verstehen, muß man sie über den Abstinenz-Rückfall-Zyklus aufklären (Fisher 1999). Wie Abbildung 5.1 veranschaulicht, kann Abstinenz im Traumakontext eine Anzahl neuer Krisen und Symptome hervorrufen, weil die abstinente Person ohne ihre bisherige neurochemische Barriere und ihr durch Substanzkonsum, eine Eßstörung, Suizidalität oder selbstschädigendes Verhalten entstandenes falsches Toleranzfenster auskommen muß. Die meisten Traumatisierten erleben schon sehr früh und wiederholt, daß ihre PTBS-Symptome, wenn sie den Zustand der Sicherheit erreichen, innerhalb weniger Wochen, Monate oder auch nur Tagen stärker, intrusiver und intensiver werden.

Sind die Symptome erkennbar stärker geworden, kann das die Situation erleichtern. Zwar erleben einige Traumatisierte dann Flashbacks und Albträume, die ihr traumatisches Erlebnis bestätigen, doch häufiger taucht bei neuerdings abstinenten oder von ihrem sonstigen Zwangsverhalten befreiten Patienten eine Flut impliziter Erinnerungen auf, die überwältigende Gefühle der Gereiztheit, Angst, Reaktivität und Verletzlichkeit hervorrufen. Weil die Betroffenen nicht wissen, warum sie diese Empfindungen haben (und weil sie enttäuscht oder frustriert darüber sind, daß

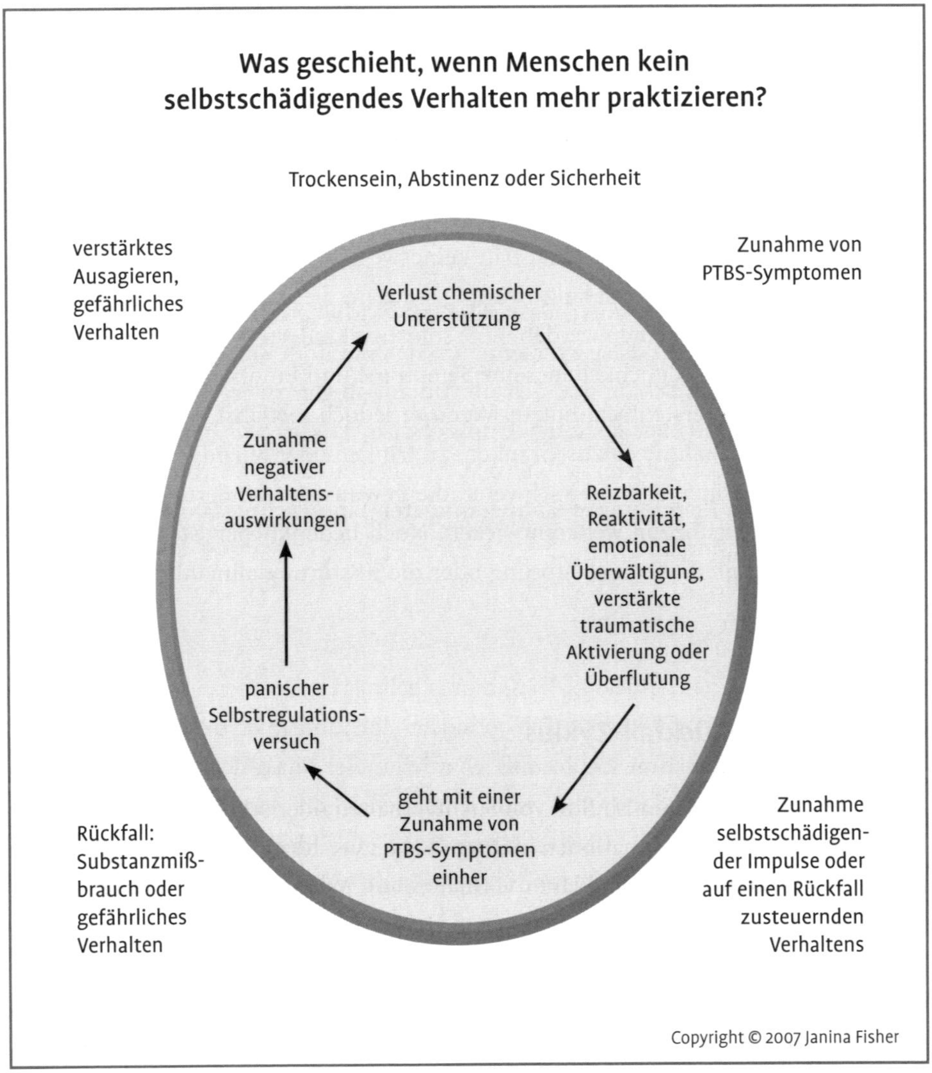

ABBILDUNG 5.1 Der Abstinenz-Rückfall-Zyklus

sie sich nicht besser fühlen, obwohl ihnen das zugesichert wurde), wird der Drang, zum Suchtverhalten zurückzukehren oder wieder selbstdestruktiven Impulsen nachzugeben, stärker – allerdings ist das oft nicht ohne weiteres erkennbar. Einige Patienten empfinden Groll oder fühlen sich in Anbetracht der Umstände berechtigt, wieder zu trinken oder sich selbst zu verletzen; andere verspüren den verzweifelten Drang, *irgend etwas* zu tun, um ihre unangenehmen Empfindungen zu unterbinden. Rückfälle (in Selbstschädigung, Eßstörung oder Suchtstörungen) haben häufig den Charakter verzweifelter Versuche, sich der Gefahr, von getriggerten Emotionen überwältigt zu werden, zu widersetzen. Eine Traumatisierte versuchte einmal, mir das Ausmaß ihrer Verzweiflung zu veranschaulichen: »Warum fordern Therapeuten mich immer wieder auf, bei meinen Gefühlen zu bleiben? Sie haben nicht die geringste Ahnung, was tatsächlich los ist. Ich habe keine Gefühle, ich habe Tsunamis!«

Arbeitsblatt 11: Den Abstinenz-Rückfall-Zyklus verfolgen kann sehr nützlich sein, wenn diese Probleme für Sie eine Rolle spielen. Versuchen Sie, sich nicht in Scham und Selbstbeschuldigungen zu ergehen, und entwickeln Sie statt dessen Neugier hinsichtlich dessen, wie Impulse, überwältigende oder belastende Gefühle zu unterbinden, Sie trotz all Ihrer gegenteiligen Bemühungen zu ungesunderen Bewältigungsfähigkeiten zurückführen können.

Mit Hilfe des Abstinenz-Rückfall-Diagramms gelingt es den meisten Menschen festzustellen, wo in diesem Zyklus sie sich befinden: »Ich fühle mich deutlich überfordert und reizbar; deshalb nehme ich an, daß ich mich in der Phase der ›verstärkten PTBS-Sympome‹ befinde – und ich werde wahrscheinlich schon bald Rasierklingen horten ... das mag verlockend sein, ist aber sicher keine gute Idee« oder: »Ich fühle mich immer aufgebrachter und belasteter durch alles und jeden. Wenn man bedenkt, was ich schultern muß, finde ich, ich habe einen Drink verdient.« Oder: »Ich kann es einfach nicht ertragen, wie groß ich bin – so groß wie ein Haus – und ich kann nicht all das essen, was sie mir zu essen geben.« Ganz gleich, wo in diesem Zyklus Sie sich in diesem Moment befinden, Sie können lernen, die Anzeichen zu verfolgen, die zeigen, was wahrscheinlich als nächstes passieren wird.

Sobald Sie in Sicherheit, nüchtern oder abstinent sind, ist das möglichst frühzeitige Erkennen von Verstärkungen traumabezogener Reaktionen wichtig. Ohne den neurochemischen Puffer, den Drogen, Eßstörungen und Selbstschädigungen erzeugen, sind Sie in größerer Gefahr, getriggert zu werden, und verhalten sich reaktiver und emotionaler. Traumasymptome erschweren die Genesung, weil traumabezogene Trigger Impulse zu Selbstschädigung, Hungern, Bulimie oder Drogenkonsum sehr schnell reaktivieren. Beispielsweise werden viele Traumatisierte an ihrem Arbeitsplatz mit Triggern konfrontiert: Autoritätspersonen, willkürliche Regeln, Druck, ein immer größeres Arbeitspensum zu bewältigen, schlechte Bezahlung für lange Arbeitszeiten und

Konkurrenz unter Kollegen. Getriggert-Werden durch die Kritik eines Chefs kann schnell Impulse zu Suchtverhalten oder selbstschädigendem Verhalten hervorrufen. Wenn Sie getriggert worden sind, lassen Sie vielleicht das Mittagessen aus, um in einen empfindungslosen Zustand einzutreten (was Sie damit begründen, daß Sie Ihre Arbeit noch beenden müssen oder daß Sie von niemandem gesehen werden möchten). Oder Sie geben der Versuchung nach, im Anschluß an die Arbeit mit Freunden auf ein Bier auszugehen, um mit ihrer Wut oder Angst fertig zu werden.

Inzwischen können Sie **Arbeitsblatt 12: Den Zyklus durchbrechen** benutzen, um dieser Muster in Ihrem Leben bewußter zu werden und sich in Alternativen zu üben, die Ihnen Unterbrechung der Muster ermöglichen.

Das Grundprinzip, an dem sich die meisten Modelle der Behandlung von Suchtproblemen und psychischen Störungen orientieren, ist, den Patienten beizubringen, um Hilfe zu bitten. Doch sich auf andere zu verlassen wirkt auf die meisten Traumatisierten sehr stark triggernd, weil es so gefährlich war, sich in einer Welt, in der sie vernachlässigt und schlecht behandelt wurden, verletzlich zu zeigen. Sogar das Programm der Anonymen Alkoholiker und anderer Zwölf-Schritte-Gruppen kann stark triggern und entweder zum Vermeiden oder zu Rückfällen führen. Traumatherapeuten können Ihnen helfen, mit getriggerten Reaktionen fertig zu werden, wobei Sie in erster Linie lernen müssen, um Hilfe zu bitten. Sie können Ihnen auch bei der Erweiterung Ihres Toleranzfensters helfen. Die beste Nachricht aber ist, daß sich die wichtigste erste und am leichtesten zugängliche Quelle von Hilfe in Ihrem Gehirn befindet!

Hilfe vom »wahrnehmenden Gehirn«

Denken und Wahrnehmen sind sehr unterschiedliche Arten, zur Welt in Beziehung zu treten. Wir könnten denken: »Ich sollte dieses Projekt wirklich heute abschließen«, ohne zu merken, daß sich unser Körper müde und schwer anfühlt, bevor wir den Gedanken auch nur zu Ende gedacht haben. Oder wir denken: »Ich hätte das nicht tun sollen – ich habe so richtig ins Fettnäpfchen getreten«, und merken nicht, daß die Selbstbeschuldigung Scham und den Impuls, nicht darüber nachzudenken, hervorruft. Manchmal sind wir wegen etwas, das gestern passiert ist oder morgen passieren könnte, so sehr in Angst verstrickt, daß unsere Sinne etwas Positives (eine Blume, die Sonne, ein Hundebaby, ein Lächeln) nicht bemerken. Die Fähigkeit des menschlichen Geistes, sich im Detail chronologisch an Vergangenes zu erinnern oder sich eine Zukunft vorzustellen, ist Segen und Fluch zugleich. Unser denkendes Gehirn kann Wochen oder sogar Monate damit zubringen, sich wegen der Vergangenheit zu sorgen oder der Zukunft mit Entsetzen entgegenzusehen – und sich so von dem ablenken, was Augenblick für Augenblick in unserem Leben geschieht und was positiv und sogar befriedigend ist.

Die linke Gehirnhälfte ist für das sequentielle und verbale Denken zuständig; die rechte Gehirnhälfte ist intuitiv und reagiert nonverbal. Beide Aspekte unseres Geistes sind wichtig. Wir müssen denken und planen, aus Erfahrung lernen, Ursache und Wirkung zueinander in Beziehung setzen und uns überlegen, wie wir mit der Zukunft umgehen werden. Und wir müssen in der Lage sein, unsere Bauchreaktionen und unsere Intuition zu spüren, wenn die Logik allein nicht ausreicht. Traumata stören beide Aspekte unseres Geistes. Sie hemmen das denkende Gehirn und lassen uns unsere intuitiven Reaktionen fürchten und anzweifeln.

Dinge und Vorgänge wahrzunehmen ist eine völlig andere Funktionsweise des Gehirns: Dabei geht es darum, im gegenwärtigen Augenblick gewahr zu sein. Die Vergangenheit können wir nicht wahrnehmen, weil sie schon geschehen ist, und die Zukunft können wir nicht wahrnehmen, weil sie noch nicht eingetreten ist. Wir können nur unsere Reaktion darauf, wie wir im gegenwärtigen Augenblick über die Vergangenheit oder Zukunft denken, wahrnehmen. Doch die Dinge mit Gewahrsein zu registrieren erfordert den medialen Präfrontalkortex, den im vorigen Kapitel beschriebenen Teil des Gehirns, der sich in der Mitte Ihrer Stirn befindet. Gehirnscans zeigen, daß der mediale Präfrontalkortex sowohl zur linken und zur rechten Seite des Gehirns als auch zu jenen niederen Gehirnarealen Verbindungen unterhält, die bei Emotionen, Bauchgefühlen und Impulsen eine Rolle spielen. Ein besonders wichtiger Aspekt ist, wie Forscher gezeigt haben, daß bei Menschen, die meditieren, die Aktivität im medialen Präfrontalkortex stärker ist und die Aktivität in der Amygdala schwächer. Vielleicht erinnern Sie sich aus früheren Kapiteln noch, daß die Amygdala zwei Intentionen verfolgt, nämlich einerseits Bedrohungen zu erkennen und andererseits emotionale Erinnerungen zu speichern. Je stärker die Amygdala stimuliert ist, umso nervöser fühlen wir uns und umso mehr sind wir auf der Hut. Außerdem ist eine aktivierte Amygdala sensibler für Trigger und verstärkt spontane Impulse. Weiterhin erleben wir in diesem Zustand mit höherer Wahrscheinlichkeit stärkere Überflutungen mit traumabezogenen emotionalen Erinnerungen und Körpererinnerungen.

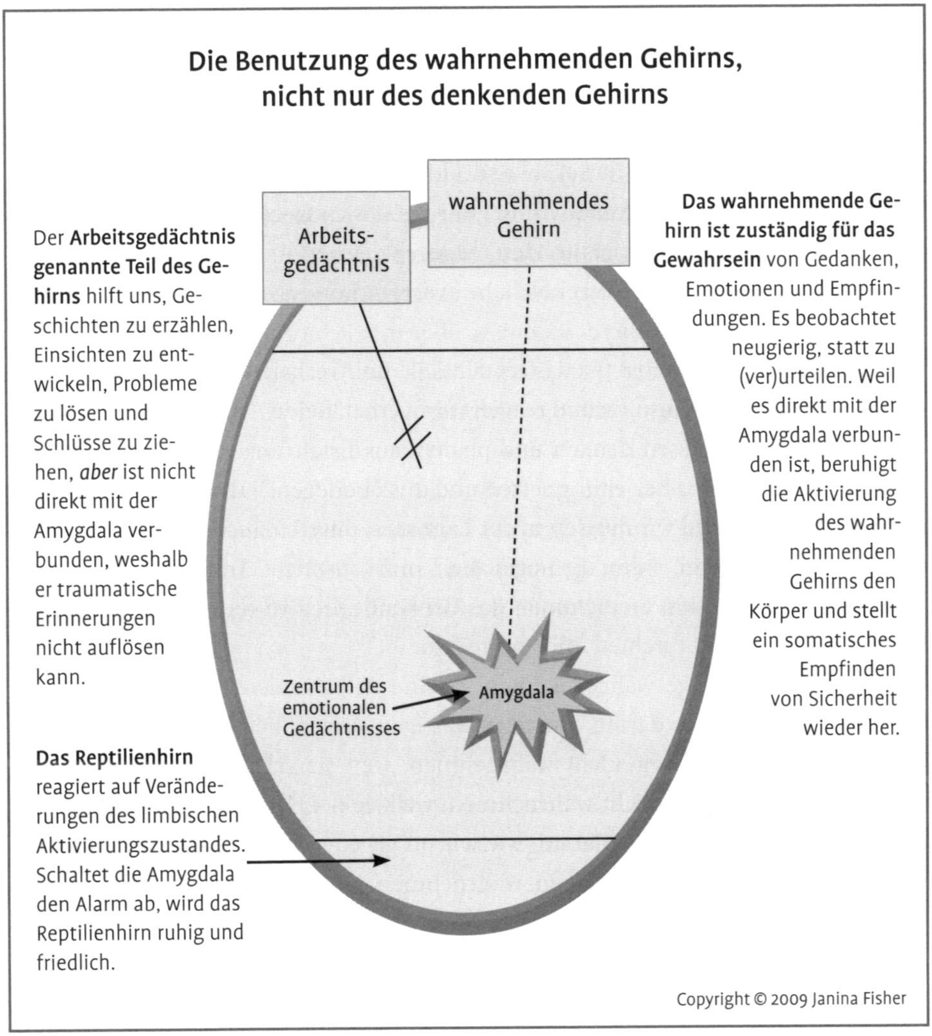

ABBILDUNG 5.2 Hilfe vom wahrnehmenden Gehirn

In solch einem überfluteten Zustand werden wir möglicherweise plötzlich von Angst, Hoffnungslosigkeit, Schrecken oder Traurigkeit überwältigt und wissen nicht warum – und dieser Zustand kann Stunden oder Tage anhalten. Ist die Amygdala ruhiger, ist unser Nervensystem besser reguliert, und wir können Streß und Emotionen besser ertragen. Der Überflutungszustand läßt nach, wenn die Amygdala weniger stark angeregt wird und das Toleranzfenster größer wird.

Das Diagramm in Abbildung 5.2 zeigt, wie unterschiedliche Bereiche im Frontalkortex uns helfen, im Alltag zurechtzukommen. Das Arbeitsgedächtnis ist eine Funktion der linken Gehirnhälfte, und das gleiche gilt für das Langzeitgedächtnis (das Gedächtnis für Fakten und andere verbale Informationen) und das autobiographische Gedächtnis (das Gedächtnis für das, was in unserem Leben geschehen ist). Der Bereich des Arbeitsgedächtnisses in der linken Gehirnhälfte ermöglicht uns, neue Informationen aufzunehmen und sie mit anderen, verwandten Ideen, Wörtern oder Erlebnissen zu verbinden. Wenn wir uns fragen: »Was soll ich tun?«, werden die Zentren unseres Arbeitsgedächtnisses dazu angeregt, über Für und Wider nachzudenken, Informationen über frühere ähnliche Entscheidungen einzubeziehen und sogar unter Bezugnahme auf frühere Erlebnisse über mögliche Konsequenzen nachzudenken. Einsicht ist eine weitere Fähigkeit, die uns die Areale des Arbeitsgedächtnisses ermöglichen, und genauso verhält es sich mit Aktivitäten wie das Erinnern einer Telefonnummer oder des Ablageorts unserer Autoschlüssel. Weil diese Strukturen des Gehirns nicht unmittelbar mit der Amygdala verbunden sind, verringert Einsicht nicht die Aktivität einer Amygdala unter Traumanachwirkungen. Manchmal wirken Einsichten beruhigend, wenn sie mitfühlend und tröstlich sind oder wenn sie uns bestätigen, daß wir nicht verrückt oder gestört sind, aber sie verringern traumatische Reaktionen nicht.

Arbeitsblatt 13: Wie das Arbeitsgedächtnis unser Erleben deutet wird Ihnen helfen, über die Beziehung zwischen Ihren negativen Gedanken und Deutungen und Ihren Gefühlen und Impulsen nachzudenken. Zu welchen Arten von Deutungen und Urteilen neigen Sie? Und wie wirken sich diese auf Ihren Gefühls- und Körperzustand aus?

Das wahrnehmende Gehirn oder der mediale Präfrontalkortex steht jedoch in direkter Verbindung zur Amygdala und fördert eine beruhigende Wirkung, wenn wir die Dinge, die geschehen, registrieren, statt das, was wir wahrnehmen, zu kommentieren. Für Traumatisierte ist formlose Meditation nicht immer die richtige Methode, um die Aktivität des medialen Präfrontalkortex zu verstärken. Weil das Gewahrsein der Vorgänge in unserem Inneren manchmal sehr triggernd wirkt, ist es in der Regel nützlicher, das wahrnehmende Gehirn zunächst ganz bestimmte Dinge erkennen zu lassen. Kommt beispielsweise ein Angstgefühl auf, gelingt es meist, dies zu regulieren, indem man das Wahrgenommene als »nur Angst« oder als »nur eine Körperempfindung« (als verstärkter Herzschlag oder als Anspannung in der Brust oder im Bauch) registriert. Werden Schamgefühle getriggert, hat es meist eine beruhigende oder regulierende Wirkung, daran zu denken, daß man die physischen Empfindungen von Scham und die damit verbundenen Gedanken als separate Komponenten versteht. Beim achtsamen Wahrnehmen werden wir nicht überflutet – wir registrieren sie aus geringem Abstand, als hätten wir es mit etwas Interessantem zu tun, das unsere Neugier weckt.

Ês erfordert Übung, ein Gefühl nur zur Kenntnis zu nehmen, statt mit Schlußfolgerungen oder Schuldzuschreibungen darauf zu reagieren. Die meisten Menschen deuten ihre Gefühle schon im Moment ihres Auftauchens. Vielleicht fühlen wir uns beschämt und deuten das als Anzeichen dafür, daß wir etwas Dummes getan haben. Wir empfinden Traurigkeit und sehen darin entweder ein Anzeichen für Schwäche oder dafür, wie viel wir verloren haben oder wie schrecklich wir behandelt worden sind. Solche Deutungen führen aber in den meisten Fällen nicht dazu, daß wir uns besser fühlen!

Scham, Traurigkeit, Angst oder Wut ohne jedes Urteil und ohne Deutung zu registrieren wirkt völlig anders. Traurigkeit zu registrieren bedeutet, daß wir die Aufmerksamkeit auf das Würgegefühl in unserer Kehle richten, auf die Trockenheit unserer Augen oder die Tränen darin und den emotionalen Schmerz in der Brust. Wenn wir uns auf die Empfindungen von Schmerz konzentrieren, statt uns all die Erlebnisse, die den Schmerz verursacht haben, zu vergegenwärtigen, so wirkt dies leicht beruhigend. Wenn wir die Tränen nur zur Kenntnis nehmen, statt sie als Schwäche zu deuten, verebben sie eher, als wenn wir sie zu unterdrücken versuchen. Immer wenn wir ein Gefühl als nichts weiter als ein Gefühl oder einen Gedanken als nur einen Gedanken registrieren, wirkt das, was wir empfinden, weniger überwältigend.

Bei der Achtsamkeitsmeditation lernen Menschen, das Geschehen interessiert und »ohne daran zu haften oder Widerwillen dagegen zu entwickeln« zu beobachten. Dabei geht es um unser aller nur zu menschliche Neigung zur Identifikation mit bestimmten Gedanken und Gefühlen und zur Verdrängung oder völligen Ablehnung anderer. Beispielsweise könnte es sein, daß wir dem Gedanken »Deine Meinung spielt keine Rolle« zustimmen und daß wir den Gedanken »Was auch immer ich denke oder fühle, ist wichtig« ablehnen, weil wir letzteren für zu großspurig oder narzißtisch halten. Die Achtsamkeitsübung bringt uns bei, jedem Gedanken gleichermaßen mit Neugier zu begegnen: »Mir kommt der Gedanke, daß ich den Mund halten sollte – meine Meinung spielt sowieso keine Rolle –, und jetzt kommt mir ein anderer Gedanke, nämlich daß die Meinung jedes Menschen wichtig ist.« Mit Hilfe des wahrnehmenden Gehirns könnten wir anschließend feststellen, daß dem Gedanken »Meine Meinung spielt keine Rolle« ein Absinken der Schultern und ein Seufzer folgen, woran sich ein Gefühl der Schwere und Niedergeschlagenheit anschließt. Oder uns fällt auf, daß dem Gedanken »Meine Gefühle und Meinungen sind wichtig« ein spontanes Aufrichten des Oberkörpers im Sitzen und ein Erheben des Kopfes oder ein Gefühl der Zuversicht oder Stabilität folgt. Das wahrnehmende Gehirn beurteilt nicht jeden Gedanken – sondern registriert nur, daß sich der negative Gedanke vertrauter und der positive Gedanke unvertrauter oder sogar unangenehm anfühlt. Auf diese Weise können wir feststellen, was von beiden sich besser anfühlt und was unsere Empfindung, eine Last zu tragen, abschwächt.

Das wahrnehmende Gehirn nutzen, um Gewohnheitsmuster zu verändern

Weil die Aktivierung des medialen Präfrontalkortex die Aktivität der Amygdala verringert und das Nervensystem dadurch beruhigt und reguliert, spielt das wahrnehmende Gehirn beim Ringen mit einer Sucht oder mit selbstschädigendem Verhalten eine wichtige Rolle. Es ermöglicht uns, zwanghafte Impulse zu erkennen, ohne sie zu beurteilen oder uns ihretwegen zu schämen. Festzustellen, was passiert, wenn wir auf potentiell gefährliche Impulse reagieren, ist ebenfalls wichtig, wenn wir den Abstinenz-Rückfall-Zyklus unterbrechen wollen. Noch besser ist es, die negativen Konsequenzen eines Rückfalls zu registrieren, ohne daran zu haften oder eine Aversion dagegen zu entwickeln, weil dies ebenfalls zur Stabilisierung potentiell gefährlichen Verhaltens und von Suchtmustern beiträgt.

Benutzen Sie **Arbeitsblatt 14: Hilfe vom wahrnehmenden Gehirn,** um die Unterschiede zwischen dem, was beim Registrieren Ihrer Gedanken und Gefühle und bei deren Analyse oder Beurteilung geschieht, zu erkennen. Erleichtert das bloße Registrieren eines Impulses, ohne ihn zu beurteilen oder ohne zu versuchen, ihn zu kontrollieren, die Reaktion darauf? Erleichtert das bloße Registrieren intensiver Emotionen es, dieselben zu ertragen?

Entscheidend ist, daß Sie Ihre Fähigkeit verbessern, Ihre Gedanken, Gefühle und Impulse als Signale zu registrieren, die über den Zustand Ihres Nervensystems Aufschluß geben, statt sie als Maßstab dafür zu verstehen, wie Sie bestimmten alten Erwartungen entsprechen. Sind Sie aktiviert oder »abgeschaltet«? Überwältigt oder betäubt? Und ist Ihr Toleranzfenster so groß, daß Sie alles ertragen können, was Sie empfinden? Was sagen Ihnen Ihre Gedanken, Gefühle und Impulse darüber, an welchem Punkt im Abstinenz-Rückfall-Zyklus Sie sich befinden?

Vergessen Sie nicht, daß es um die Regulierung Ihres Nervensystems geht, damit Sie in der Lage sind, Ihre Gefühle und Gedanken in jedem einzelnen Augenblick zu ertragen. Alle Menschen erleben gelegentlich unangenehme, überwältigende Emotionen und Impulse, und wir alle müssen dieses Auf und Ab ertragen können. Traumata machen dies erheblich schwieriger, weil traumabasierte Körperreaktionen und Gefühlserinnerungen so leicht im Alltag getriggert werden und die Verwurzelung in der gegenwärtigen Realität stören können. Obwohl Eßstörungen, Selbstschädigungen, suizidale Gedanken und Gefühle Arten des Umgangs mit getriggerten Reaktionen gewesen sein mögen, lesen Sie dieses Kapitel wahrscheinlich, weil Ihnen diese Linderungsmethoden nicht mehr so gute Dienste leisten oder weil sie neue Schwierigkeiten und Gefahren verursachen.

Kein Behandlungsansatz, keine Fertigkeit oder Intervention kann die Gefühle einfach verschwinden lassen, und selbst Eßstörungen, Suchtverhalten und selbstschädigende Handlungen verlieren irgendwann ihre sofortige entlastende Wirkung. Alles, worüber wir Menschen verfügen, sind »Zehn-Prozent-Lösungen«: Mittel, die uns in fünf, zehn oder fünfzehn Prozent der Fälle oder auch nur einige Minuten lang helfen. Die meisten nicht schädlichen Bewältigungsstrategien sind Zehn-Prozent-Lösungen: sich einen Augenblick Zeit zum Durchatmen nehmen, sich auf etwas, das sich besser anfühlt, konzentrieren, ein Buch lesen oder eine Fernsehsendung anschauen, ein Arbeitsblatt ausfüllen, einen Spaziergang machen, stricken, häkeln, Kreuzworträtsel lösen, im Garten arbeiten, ein heißes Bad nehmen, das Gebet um Gelassenheit rezitieren oder mit einem Haustier oder mit Kindern spielen. Sogar Psychotherapie ist eine Zehn-Prozent-Lösung, und für die meisten psychiatrischen Medikamente und Bewältigungsfertigkeiten gilt dies auch. Sehr wenige Bewältigungsmethoden wirken augenblicklich und sind völlig effektiv. Um uns in schwierigen Situationen besser zu fühlen, müssen wir manchmal fünf oder zehn unterschiedliche Lösungsansätze ausprobieren, bevor eine gewisse Linderung eintritt.

Benutzen Sie **Arbeitsblatt 15: Zehn-Prozent-Lösungen,** und stellen Sie eine Liste der Dinge zusammen, die Ihnen zu einer fünf- oder zehnprozentigen Linderung verhelfen. Mit der Zeit werden Sie bestimmte Muster erkennen. So könnten Sie feststellen, daß Sie eine Zehn-Prozent-Lösung durch physische Aktivitäten erreichen, bei denen Sie mit den Händen arbeiten, durch Aktivitäten, die Konzentration und Fokussierung ohne besonders große Denkleistungen erfordern (etwa das Lösen eines Puzzles oder Stricken), oder Aktivitäten, bei denen Sie Kontakt zu einem anderen Menschen oder zu einem Haustier herstellen. Sie können in jeder Kategorie, die Ihnen persönlich besonders zusagt, nach weiteren Lösungsmöglichkeiten suchen; Sie können aber auch Fertigkeiten, die Sie erlernt haben, auf Ihre Liste setzen. Halten Sie dieses Arbeitsblatt an schwierigen Tagen griffbereit, um sich mit seiner Hilfe auf Dinge zu besinnen, die Sie im Laufe des Tages nutzen könnten – jeweils mit zehnprozentiger Wirksamkeitsaussicht.

In einer idealen Welt wären Sie in einer sicheren Umgebung, die Sie unterstützt hätte, aufgewachsen. Ihre Bedürfnisse nach Bestätigung und Beruhigung wären von Eltern erfüllt worden, die Ihr Leid mitempfunden hätten und erleichtert gewesen wären, wenn es Ihnen wieder besser gegangen wäre. Ihr Nervensystem hätte dann gelernt, sich von dem ständigen Auf und Ab zu erholen, und Ihre »emotionalen Muskeln« hätten stärker werden können. Wie wir im nächsten Kapitel sehen werden, beraubt eine traumatische Umgebung Kinder dessen, was sie brauchen, um ein resilientes Nervensystem und ein großes, flexibles Toleranzfenster zu entwickeln – was dazu führt, daß es ihnen noch schwerer fällt, mit den traumabedingten Gefühls- und Körpererinnerungen umzugehen und sie zu ertragen. Leider ist ein sehr unfairer Aspekt der Genesung von einem Trauma die Tatsache, daß Sie heute, als Erwachsene, so hart daran arbeiten müssen, die Fähigkeiten zu entwickeln, die Sie schon als kleines Kind hätten erlernen sollen. Doch so unfair dies sein mag, es wäre noch unfairer, wenn Sie sich weiterhin betäubt, überwältigt, verängstigt, wütend und beschämt fühlten. Ihre emotionalen Muskeln zu trainieren, indem Sie sich in der Anwendung von Zehn-Prozent-Lösungen üben, hilft Ihnen, das Toleranzfenster zu entwickeln, das Sie für Ihr Leben nach dem Trauma brauchen.

Das nächste Kapitel wird Ihnen helfen, traumatische Bindungen und ihr »lebendiges Traumaerbe« besser zu verstehen.

Den Abstinenz-Rückfall-Zyklus verfolgen

Notieren Sie in den dafür vorgesehenen Rechtecken, was Ihnen in jeder Phase des Zyklus auffällt. Wie fühlen Sie sich, wenn Sie das erste Mal trocken sind oder wenn es Ihnen gelungen ist, schädigendes Verhalten zu unterlassen? Was zeigt, daß Ihre PTBS-Symptome stärker werden? Woran merken Sie, daß sich Ihre schädigenden Impulse wieder melden? Wie kommt es gewöhnlich zu Rückfällen? Und was geschieht dann? Verurteilen Sie sich nicht! Bleiben Sie neugierig und interessiert an dem, was in diesem Zyklus geschieht, der Sie so viele Male angetrieben hat.

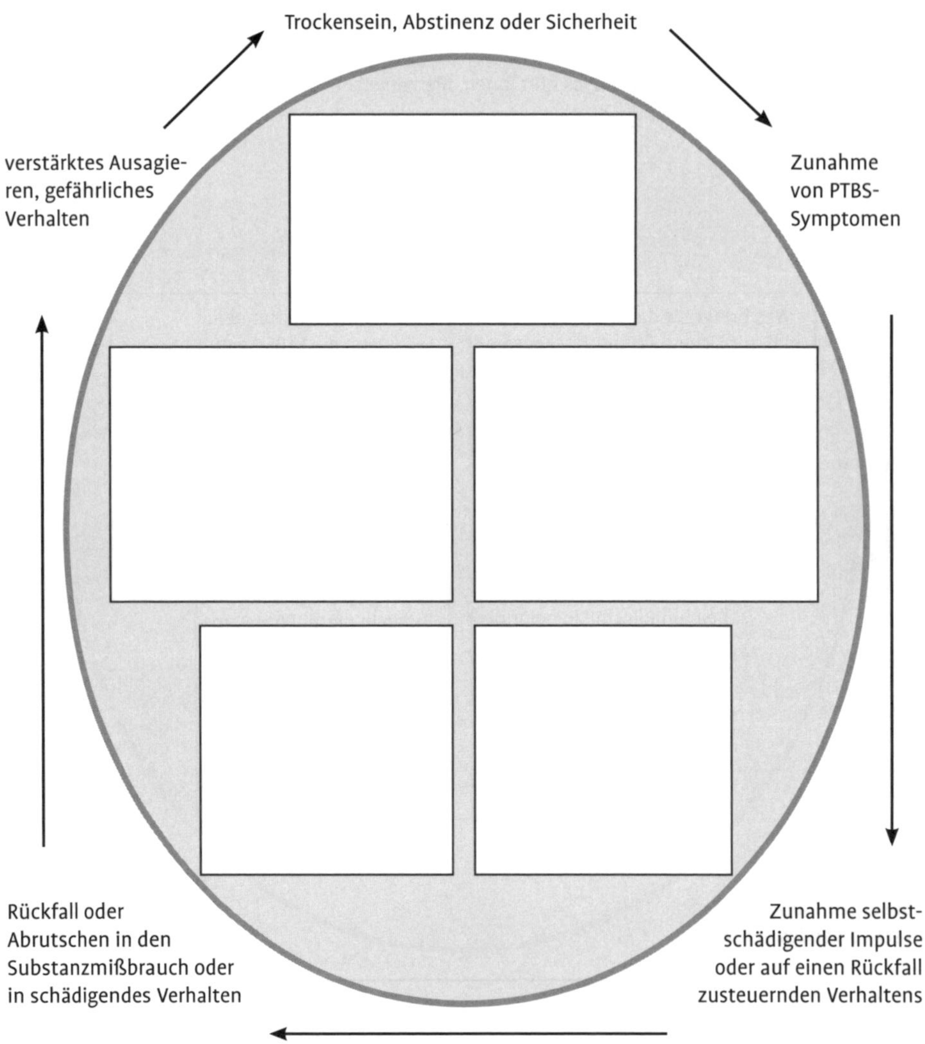

Den Zyklus durchbrechen

Weil Gehirn und Körper unter Streß leicht in alte Verhaltensmuster zurückfallen, werden Sie möglicherweise feststellen, daß jedesmal der gleiche Zyklus abläuft, wenn Sie versuchen, neue, gesündere Bewältigungsstrategien zu benutzen. Notieren Sie, was Ihnen bei Ihren Versuchen, traumabezogene Muster zu verändern, auffällt.

Trockensein, Abstinenz oder Sicherheit

Was hilft Ihnen, hierzubleiben?

Zunahme von PTBS-Symptomen

Was hilft Ihnen, wenn die PTBS-Symptome zunehmen?

Zunahme selbstschädigender Impulse oder auf einen Rückfall zusteuernden Verhaltens

Welche Strategien helfen Ihnen in dieser Phase am meisten?

Rückfall oder Abrutschen in den Substanzmißbrauch oder in schädigendes Verhalten

Was führt bei Ihnen zu einem Rückfall in gefährliche Verhaltensweisen?

verstärktes Ausagieren, gefährliches Verhalten

Was bringt Sie dazu, es noch einmal mit Sicherheit und Trockensein zu versuchen?

Wie das Arbeitsgedächtnis unser Erleben deutet

Notieren Sie die Arten von Deutung, die Ihr Arbeitsgedächtnis meist produziert, wenn Sie sich unwohl fühlen. Stellen Sie anschließend fest, ob Sie sich besser oder schlechter fühlen. Werden Ihre Empfindungen und Impulse zahlreicher oder spärlicher?

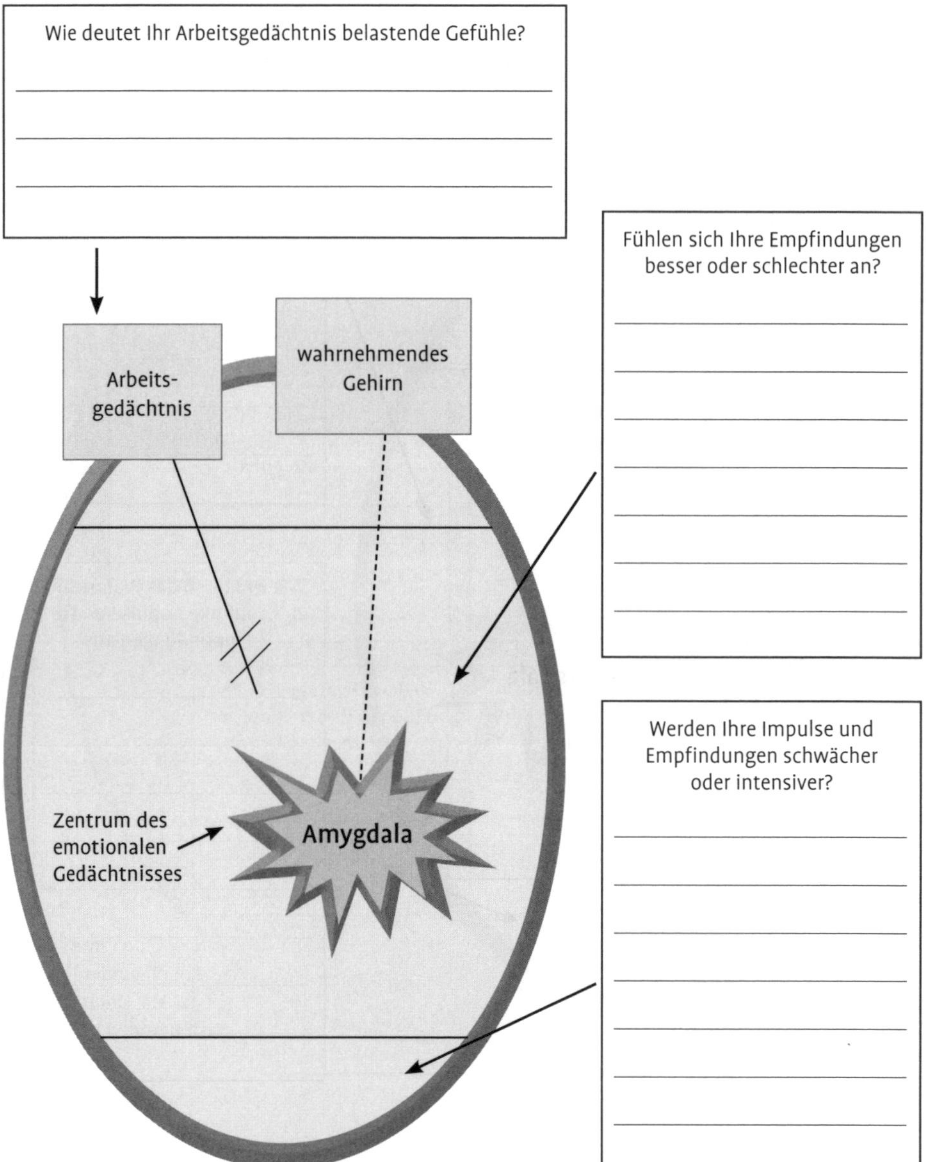

Hilfe vom wahrnehmenden Gehirn

Was ist anders, wenn Sie Ihr wahrnehmendes Gehirn nutzen? Was geschieht, wenn Sie Ihr wahrnehmendes Gehirn benutzen, um Ihre Gefühle, Gedanken und Körperempfindungen zu beobachten, ohne zu urteilen?

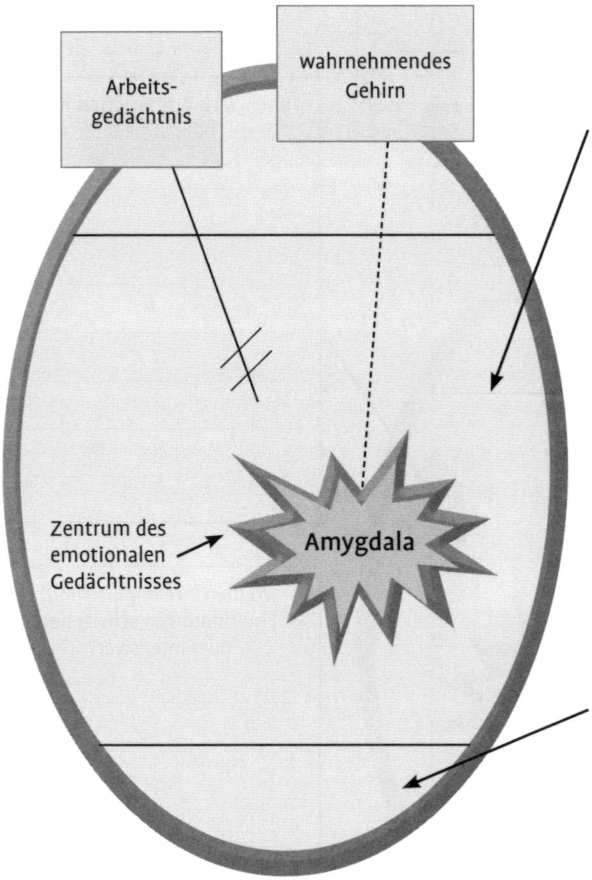

Welche Empfindungen bemerken Sie? Was geschieht, wenn Sie diese nicht analysieren?

____

____

____

____

____

____

____

____

Wie wirkt sich das Wahrnehmen auf Ihre Impulse und Empfindungen aus?

____

____

____

____

____

____

____

____

ARBEITSBLATT 15

Zehn-Prozent-Lösungen

Jede Aktivität, die mir auch nur ein wenig Erleichterung oder Freude verschafft oder die meinen Geist von negativen Gedanken befreit	Zu wieviel Prozent hilft dies?	Bei welchen Arten von Gefühlen, Gedanken, Situationen und Impulsen hilft diese Methode?

6

Trauma und Bindung

Im Gegensatz zu anderen Säugetierarten beginnen menschliche Babys ihr Leben mit sehr unreifem Gehirn und Körper, und manchmal haben sie sogar Schwierigkeiten, einen stabilen Herzschlag und Atemrhythmus aufrechtzuerhalten. Weil ihr Nervensystem so massiv unterentwickelt ist, können sie ohne ständige Betreuung ihrer primären Bezugspersonen weder Nahrung zu sich nehmen noch schlafen noch ihre Körperhaltung verändern und auch ihren emotionalen und physischen Zustand nicht regulieren. Im Idealfall tun liebevolle und gut eingestimmte Eltern in dieser Entwicklungsphase mehr, als daß sie ihren Kindern helfen, indem sie sie füttern und für ihr körperliches Wohl sorgen. Sie unterstützen die Babys auch dabei, sich von Leiden zu erholen, ihre Fähigkeit zur Aufrechterhaltung positiver Gefühle zu verbessern und ihre körperlichen und interpersonalen Bedürfnisse zu artikulieren. Eine gute Bindung versichert uns, daß es ungefährlich ist, wenn wir uns von anderen beruhigen lassen, *und* daß wir uns selbst beruhigen können, wenn kein Mensch, den wir lieben, in der Nähe ist. Sogar ob ein Kind in der Lage ist, neue Informationen aufzunehmen, Probleme zu lösen und verbal zu kommunizieren, hängt von der Qualität seiner Bindungsbeziehung zu seinen Eltern ab.

Die Entstehung einer frühen Bindung basiert weder auf einem einmaligen Ereignis noch auf einer Folge separater Ereignisse. Sie ist das Resultat Hunderter physischer und emotionaler Erlebnisse: gehalten zu werden, geschaukelt zu werden, gefüttert, gestreichelt oder beruhigt zu werden und den liebevollen Blick der primären Bezugspersonen zu erleben. Statt Worte zu benutzen, kommunizieren liebevolle Eltern mit ihren Säuglingen durch Koselaute, Formen des Ausdrucks von Zärtlichkeit, welche die Stimme der Erwachsenen angenehm klingen lassen. Kleine Kinder nehmen den warmherzigen Blick, das Lächeln und den spielerischen Ausdruck positiv auf und reagieren darauf mit Lauten des Behagens und mit Lächeln. Ebenso leicht nehmen sie die körperliche Anspannung ihrer Bezugsperson, ihren versteinerten Gesichtsausdruck, ihre abrupten Bewegungen und den gereizten Ton ihrer Stimme auf. Helles Licht, laute Geräusche und körperliches Unbehagen versetzen ihr unreifes Nervensystem in Alarmstimmung. Deshalb sind plötzliche Bewegungen, starke emotionale Reaktionen, laute Stimmen und der Ausdruck von Wut oder Angst für Babys beängstigende Erfahrungen.

Benutzen Sie in diesem Zusammenhang **Arbeitsblatt 16: Registrieren Sie Ihre Reaktionen auf Nähe und Distanz.** Notieren Sie die wichtigsten Aspekte dessen, was Sie als Kind über Nähe und Distanz gelernt haben, beispielsweise: »Nähe war gefährlich«, »Mutter konnte meine Distanz nicht ertragen«, »Man mußte mich sehen, durfte mich aber nicht hören«, »Wir wurden bestraft« oder: »Meine Eltern konnten keine Nähe ertragen, nicht einmal die ihrer Kinder.« Schreiben Sie anschließend das Wichtigste auf, das Ihnen in Ihren Beziehungen auffällt. Fühlen Sie sich in der Nähe eines anderen Menschen wohl? Bei welchen Menschen empfinden Sie Nähe als angenehm? (Einige Menschen fühlen sich in der Nähe ihrer Kinder wohl, können aber nicht ertragen, ihrem Partner nahe zu sein. Oder sie lassen zwar die Nähe von Freunden oder ihres Partners zu, aber nicht die Nähe ihrer Geschwister.) Wie kommen Sie mit Distanz zurecht? Fällt es Ihnen leichter oder schwerer, Distanz zu ertragen?

Wie wir uns an Bindungserlebnisse erinnern

Ganz gleich, ob Eltern bei ihren Kindern ein Gefühl der Sicherheit fördern oder sie verängstigen, kein Kind erinnert sich an solche Bindungserlebnisse verbal oder in Form einzelner Ereignisse. In den ersten drei Lebensjahren registrieren wir Bindungserlebnisse primär in Form nonverbaler Körpererinnerungen: als emotionale, physische, autonome, taktile, visuelle oder auditive Erinnerungen – eben in Form von nonverbalen Erinnerungen. Auch unsere Bindungs- oder Beziehungsstile sind Erinnerungen an die Arten unserer Anpassung an die Beziehungsumgebung unserer Kindheit. Wurden wir liebevoll behandelt und sicher gehalten, fühlen wir uns wohl, wenn wir andere umarmen oder von ihnen umarmt werden. Wurden wir auf beängstigende Weise oder mißbräuchlich behandelt, könnte unser Körper unter Anspannung geraten, wenn Menschen sich uns nähern oder sogar dann, wenn andere uns ohne jede Arglist berühren. Nähe und körperlicher Kontakt können einen Sturm der Furcht erzeugen. Ganz gleich, ob wir uns gern anschmiegen oder ob wir physischen Kontakt eher meiden, ob wir lächeln oder keinen Gefühlsausdruck erkennen lassen, ob wir lieber wegschauen, als andere Menschen anzusehen, ob wir das Zusammensein oder das Alleinsein bevorzugen, unsere Gewohnheiten des Verhaltens in Beziehungen sind sehr früh in unserem Leben entstanden.

Kommunikation durch Blickkontakt

Babys suchen instinktiv Blickkontakt zu der Person, die für sie sorgt. Ihr Kopf bewegt sich, bis sie merken, daß ihre primäre Bindungsperson sie anschaut, und wenn das eingetreten ist, heften sich ihre Augen an diesen Blick. Es gab sogar Untersuchungen, die zeigten, daß Säuglinge es vorziehen, Abbildungen von Augen anzuschauen, wenn keine realen menschlichen Gesichter oder Augen in der Nähe sind.

Aber was passiert, wenn die Augen der primären Bezugspersonen eines Babys beängstigend wirken? Die meisten Erwachsenen schauen Babys warmherzig, liebevoll und interessiert an – doch wie verhält es sich, wenn Eltern high oder sediert sind oder unter dem Einfluß anderer Rauschmitttel stehen? Was ist, wenn die primäre Bindungsperson unter einer psychischen Krankheit leidet und mit Stimmen, Bildern oder Ängsten in ihrem Kopf beschäftigt ist? Wie wirkt es sich aus, wenn sich in den Augen von Eltern Wut darüber spiegelt, daß sie vierundzwanzig Stunden täglich für ein Baby sorgen müssen? Die meisten Babys reagieren trotz ihrer angeborenen Neigung, andere Menschen anzuschauen, instinktiv auf Dinge, die sie erschrecken oder beunruhigen: Sie schließen dann die Augen und wenden den Kopf ab. Noch Jahre später, wenn sie einem Partner, Geliebten oder Therapeuten in die Augen blicken, kann das bei ihnen Furcht hervorrufen und zum Abwenden des Blicks führen.

Cathys Erlebnis veranschaulicht dies sehr gut.

> *Cathy sagte eines Tages zu mir: »Mir fällt auf, daß ich Sie nicht anschauen kann – das ist schon merkwürdig. Sie schauen mich an, und ich schaue zur Seite. Es ist nicht so, daß ich Sie nicht mag oder daß ich Ihnen nicht vertraue, denn das tue ich; es fällt mir einfach schwer, Ihnen in die Augen zu blicken.«*

Auch Kaitlins Beispiel veranschaulicht, wie ein Bindungstrauma eine Blickaversion hervorrufen kann.

Kaitlin drehte, wenn wir miteinander redeten, ihren Kopf ständig so, daß sie aus dem Fenster schaute. Weil ich herausfinden wollte, was sich hinter diesem Verhaltensmuster verbarg, fragte ich sie eines Tages: »Mir ist aufgefallen, daß Ihr Blick ständig auf das Fenster gerichtet ist – auch wenn wir miteinander reden –, und ich frage mich, weshalb das so ist.« Daraufhin schaute sie mich an, als hielte sie mich für blöd. »Weil ich aus diesem Fenster springen werde, wenn sie mich holen kommen.«

Die Gewohnheiten des Umgangs dieser beiden Klientinnen mit Blickkontakt waren traumabedingt, sie hatten nichts mit mir und auch nicht mit sonst jemandem aus ihrem Leben zu tun. Kaitlin war ständig auf der Suche nach einer Fluchtmöglichkeit, und Cathy hatte als Kind in die Augen ihrer depressiven Mutter geschaut, die sie so sehr geliebt hatte, und hatte darin einen fernen, hoffnungslosen Ausdruck gefunden. Jahre später erinnerten sich Gehirn und Körper der beiden Frauen immer noch an das, was sie in ihrer Kindheit als sicher bzw. gefährlich empfunden hatten.

Nähe und Distanz ertragen

Wenn wir uns in unseren ersten Lebensjahren in der Nähe unserer primären Bindungspersonen sicher fühlen und später lernen, uns auch sicher zu fühlen, während sie sich in einem anderen Raum befinden, bei der Arbeit sind oder sich mit etwas anderem beschäftigen, nimmt unsere Fähigkeit, Nähe zuzulassen, zu und auch unsere Fähigkeit, Getrenntheit oder Kontaktunterbrechungen zuzulassen, entwickelt sich. Wir werden zu Erwachsenen, die entweder Kontakt oder Distanz bevorzugen, aber wir können nötigenfalls weniger vom einen oder anderen ertragen.

In einer traumatischen Umgebung gibt es keinen sicheren Ort. Nähe ist dort nur selten ohne Gefahr möglich, doch Alleinsein ist auch problematisch, weil ein Kind ohne die Nähe eines Erwachsenen, bei dem es sich sicher fühlen kann, schutzlos ist. Eine Emotion können solche Kinder kaum jemals ungefährdet zeigen, weil ihre Traurigkeit oder Wut Eltern, die zu Mißhandlungen und Vernachlässigung neigen, gewöhnlich dazu bringt, ihren Kindern gegenüber aggressiv zu werden. Auch Bedürfnisse zu zeigen ist ihnen nicht möglich, ohne sich zu gefährden, denn selbst normale Bedürfnisse nach Nähe und fürsorglicher Zuwendung können zu ihrem Nachteil ausgenutzt werden. Es ist nicht ungefährlich, beruhigenden Äußerungen zu vertrauen, und ganz sicher auch nicht, sich von Eltern, die zu Mißbrauch und Mißhandlungen neigen, trösten zu lassen – und ebenso verhält es sich mit dem Zeigen liebevoller Gefühle ihnen gegenüber. Jeder Aspekt von Beziehungen, die mit Nähe verbunden

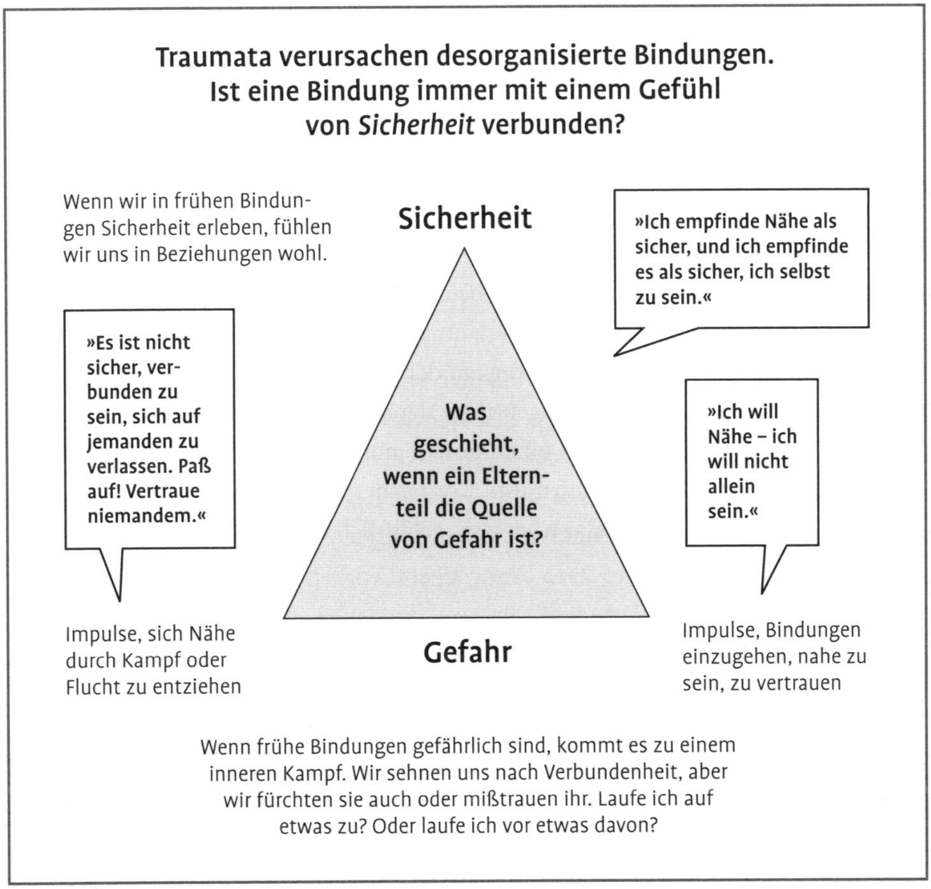

ABBILDUNG 6.1 Was Traumata uns über Beziehungen lehren

sind, kann in einer traumatischen Umgebung gefährlich werden. Abbildung 6.1 veranschaulicht, wie eine sichere Bindung die Fähigkeit zu Nähe wie auch zu Autonomie stärkt, wohingegen unsichere Bindungen das Gefühl erzeugen, beides sei gefährlich.

Wenn ein Elternteil gewalttätig ist, ist die häusliche Umgebung nicht sicher, und der einzige sichere Ort für das betroffene Kind ist die Schule oder der Haushalt der Großeltern. In solch einer Situation lernen Kinder, familiäre Beziehungen zu fürchten oder zu meiden, und sie fühlen sich nur sicher, wenn sie zu anderen Menschen auf Abstand bleiben. Ebenso beängstigend kann es sein, wenn die eigene Familie und die primären Bindungspersonen zwar einen sicheren Ort bieten, das Kind jedoch außerhalb der Familie mit Gefahr konfrontiert wird (wenn sie z. B. von Nachbarn, Babysittern, Lehrern, Coaches oder Mitgliedern der erweiterten Familie mißbraucht, mißhandelt oder in anderer Form schlecht behandelt werden). In solchen Fällen lernen Kinder, daß sie in der Nähe des eigenen Zuhauses sicher sind, außer Haus und in Gegenwart anderer Menschen jedoch nicht. Weil wir zu jung waren, um uns daran erinnern zu können, warum und wie wir unsere speziellen Gewohnheiten und Reaktionen entwickelt haben, kann es sehr verwirrend sein, wenn uns diese traumatischen Bindungsmuster bis ins Erwachsenenalter verfolgen.

Verängstigte und beängstigende Elternschaft

Untersuchungen haben gezeigt, daß Kinder sogar dann traumatisiert werden können, wenn es in ihrer Familie weder Mißbrauch noch Mißhandlungen gab. Wirken Eltern beängstigend oder selbst verängstigt (weil sie ängstlich, zurückgezogen, phobisch, depressiv oder verschlossen sind), entsteht bei ihren kleinen Kindern das Gefühl, in Gefahr zu sein. Es erzeugt Furcht, verängstigte Eltern zu haben, und natürlich verhält es sich ebenso, wenn Eltern beängstigend wirken. Letzteres kann für Kinder noch verwirrender und belastender sein, weil die natürliche biologische Reaktion eines Kindes auf Angstgefühle darin besteht, zu seiner primären Bindungsperson in Kontakt zu treten, sich ihr zu nähern. Nur ist die Annäherung an einen beängstigenden oder verängstigten Elternteil ebenfalls furchterregend, und eine andere natürliche Reaktion des Körpers besteht darin, sich von etwas, das beängstigend wirkt, zu entfernen.

Geht von der Person, zu der sich ein traumatisiertes Kind hingezogen fühlt, weil es bei ihr Sicherheit sucht, gleichzeitig die Gefahr aus, der das Kind zu entfliehen versucht, befindet es sich in einem unlösbaren Dilemma. Das instinktive Anklammern an die primäre Bindungsperson im Falle einer Gefahr triggert beim Kind die instinktive Reaktion, sich zurückzuziehen. Manchmal reagieren Kinder auf einen Elternteil, der sie vernachlässigt oder mißhandelt, mit Kampf, und sie verspüren den Impuls, die Bezugsperson wütend von sich zu stoßen. Immer wenn ein Elternteil verängstigt ist oder beängstigend wirkt, wird die instinktive Reaktion, sich anzuklammern oder sich zu nähern, aktiviert, und wenn das Kind so nahe kommt, daß es verletzt werden könnte, wird die instinktgesteuerte Kampf-oder-Flucht-Reaktion ausgelöst.

Weil die Kinder von beängstigenden und verängstigten Eltern ständig fürchten, verletzt zu werden, sind sie vielen Dingen gegenüber empfindlich, die Kinder mit einem sichereren Grundgefühl besser ertragen können. Jede geringfügige oder schwerwiegendere Zurückweisung, jedes Mißverstandenwerden, jede Ablehnung oder Enttäuschung, jedes Empathieversagen und jedes »Außenstehen und nach drinnen Schauen« kann starke emotionale und körperliche Furchtreaktionen auslösen:

Furcht, Scham, emotionalen Schmerz und Wut. Je mehr Nähe in einer Beziehung besteht, um so stärker sind die Reaktionen, die getriggert werden können – ein Phänomen, das Lehrer, Adoptiveltern und andere Erwachsene im Leben eines Kindes oft mißverstehen. Lehrer und Adoptiveltern hoffen möglicherweise, durch stärkere Nähe werde auch das Vertrauen stärker, müssen aber dann feststellen, daß das Gegenteil eintritt. Viele Traumatisierte mit solchen traumabedingten Bindungsmustern haben sehr gute und stabile Freundschaften, werden aber in ihren intimen Partnerbeziehungen getriggert. Andere werden auch in Freundschaften oder in ihrer Beziehung zu ihren Eltern, die sich ihren Kindern gegenüber nicht verletzend verhalten, und zu ihren Geschwistern getriggert.

Traumatisierte fliehen häufig vor Menschen, die sich ihnen gegenüber besonders freundlich verhalten, und suchen sich Partner, die entweder nur distanziert sind oder sogar zu Mißhandlungen neigen. Die Betroffenen legen sich das Verhalten ihrer Partner selbst zur Last (»Warum suche ich mir nur immer gewalttätige Männer aus?«), weil ihnen nicht klar ist, daß ihre frühen traumatischen Bindungsbeziehungen der Grund dafür sind. Diese Dynamiken ergeben jedoch im Traumakontext einen plausiblen Sinn: Ein distanzierter oder gewalttätiger Partner löst die instinktive Suche nach Nähe aus, wohingegen ein fürsorglicher, Sicherheit ausstrahlender Partner, der selbst Nähe sucht, automatisch den Impuls, zu fliehen oder zu kämpfen, auslöst.

Falls Ihnen dieses Muster bekannt vorkommt, sollten Sie sich klar machen, daß es sich um sehr natürliche traumabasierte Reaktionen handelt, also nicht um Anzeichen für Ihre Neigung zu ungünstigen Entscheidungen. Wenn Sie diese Muster verändern wollen, ist das Wichtigste, was Sie tun können, sie zu beobachten. Seien Sie neugierig: Stellen Sie fest, wann Sie ein starkes Bedürfnis nach Nähe empfinden; und wenn Sie durch Nähe getriggert werden, dann beobachten Sie Ihre Impulse, sich zu distanzieren oder andere von sich zu stoßen, und machen Sie sich bewußt, was in Ihnen getriggert wird, wenn andere sich von Ihnen distanzieren, sich Ihnen gegenüber zur Wehr setzen oder wütend werden.

Annies Eltern hatten eine beängstigende Ausstrahlung gehabt. Ihr Vater war oberflächlich charmant gewesen, hatte aber eine Neigung zu sexuellen Übergriffen gehabt, und ihre Mutter hatte sie körperlich und emotional mißhandelt. Außerdem hatte ihre Mutter, die alkoholsüchtig gewesen war, oft verängstigt gewirkt: Sie hatte dann wie ohnmächtig auf der Couch gelegen, nicht reagiert, oder sie war nervös und gereizt oder in einem Zustand gewalttätiger Rage gewesen. Annie hatte sich an diese komplexe und für sie sehr unsichere Umgebung anpassen müssen, sich um ihre jüngeren Geschwister gekümmert und sie so gut wie möglich vor Gefahren beschützt. Ihr be-

vorzugtes »Hin-zu«-Muster war fürsorgliches Verhalten: Sie beruhigte ihre reizbare Mutter und umsorgte sie, wenn sie nicht bei Sinnen war; ihre Lehrer in der Schule bezauberte sie, weil dies die einzigen Erwachsenen waren, die sie zu mögen schienen, und sie bemühte sich sehr, von ihren Altersgenossinnen akzeptiert zu werden. Doch innerlich mied sie instinktiv die Nähe anderer Menschen und löste sich aus dem Kontakt zu ihnen. Sie lernte, sich vor ihren Eltern zu verbergen – in ihrem Zimmer, draußen in der Natur oder in der Welt der Bücher.

Als Erwachsene konnte sie sich ihre Neigung, sich um alle Menschen in ihrer näheren Umgebung zu kümmern, nicht anders erklären, als im Sinne der Annahme, diese drängten sie dazu, ihre Bedürfnisse zu erfüllen. Sie erklärte ihre Neigung, sich zu isolieren (insbesondere wenn andere Menschen, die ihre Freundschaft suchten, sich ihr näherten), mit dem Bemühen zu vermeiden, daß sie ausgebeutet würde. Sie nahm an, ihr Mann, mit dem sie seit dreißig Jahren zusammen war, liebe sie nicht wirklich, weil er keinen besonders starken emotionalen Ausdruck zeige. Sie glaubte, in Wahrheit sei sie niemandem besonders wichtig, und infolge dessen vermochte sie nicht zu erkennen, auf wie viele Arten ihr Mann, ihre Söhne und ihre erweiterte Familie zeigten, wie sehr sie alle sie liebten. Sie konnte sich nicht vorstellen, daß sie als der Klebstoff fungierte, der die Menschen, die ihr nahestanden, zusammenhielt, und sie deutete die Tatsache, daß diese Menschen sich in ihrer Nähe wohlfühlten, als deren an sie gerichtetes Ersuchen, sich um sie zu kümmern. Gefangen in den Beziehungsmustern, die sie in ihrer Kindheit kennengelernt hatte, fühlte sie sich allein, verletzt, ungeliebt und nicht liebenswert.

DENKEN SIE DARAN: Ein Muster spiegelt stets die Erinnerung. Wir haben das Muster irgendwo erlernt, und wenn es uns sehr vertraut ist, haben wir es sehr früh erlernt. Setzen Sie sich nicht unter Druck herauszufinden, woher das Muster stammt. Nehmen Sie einfach an, daß es sich um eine notwendige Adaptation angesichts der Unzulänglichkeiten Ihrer primären Bindungspersonen handelte oder daß es wie bei Annie eine überlebenssichernde Strategie war.

Benutzen Sie **Arbeitsblatt 17: Traumatische Bindungsmuster,** um Ihre Muster in Beziehungen zu beobachten. Lassen Sie sich möglichst nicht durch Gedanken und Gefühle über Menschen, bei denen Sie die betreffenden Reaktionen haben, ablenken. Wichtiger ist es, neugierig zu erforschen, wie das Trauma Ihre Fähigkeit, in Beziehungen zu sein, beeinflußt hat, und sich dieser Muster bewußt zu werden. Werden Ihre Kampf-oder-Flucht-Reaktionen eher von netten oder eher von gewalttätigen Menschen getriggert? Fliehen Sie, wenn Menschen Sie nicht gut behandeln, oder lassen Sie sich so etwas gefallen? Fühlen Sie sich gezwungen, in ihrer Nähe zu bleiben, weil Sie sich fürchten, allein zu sein?

Traumabasierte Muster in Beziehungen verändern

Nachdem Sie mit Hilfe von Arbeitsblatt 17 einige Ihrer Muster identifiziert haben, können Sie nun entscheiden, welche Veränderungen Sie vornehmen wollen. Beispielsweise könnten Sie entdeckt haben, daß Ihr größtes Problem in Beziehungen darin besteht, daß Sie keine Grenzen setzen, nicht nein sagen können, daß Sie gewalttätiges oder rücksichtsloses Verhalten tolerieren oder daß Sie fürchten, verlassen oder allein gelassen zu werden. Sie könnten bei sich auch das Muster entdecken, die Schotten dicht zu machen, sich durch zuviel Nähe oder Nettigkeit verstrickt zu fühlen, Ihren Partner nicht an sich heranzulassen und Ihre Gedanken und Gefühle nur in Form von Wut und Ärger zum Ausdruck zu bringen. Sie könnten aber auch das Muster entdecken, daß Sie Nähe suchen, wenn sich eine andere Person Ihnen gegenüber distanziert verhält, und daß Sie selbst auf Distanz gehen, wenn andere Ihnen nahe sein wollen. Vielleicht fällt Ihnen auch auf, daß Sie in Beziehungen sehr hohe Maßstäbe setzen oder sehr anspruchsvolle Bedürfnisse haben und daß Sie sehr wenig Toleranz aufzubringen vermögen, wenn Ihr Partner Ihren Vorstellungen nicht gerecht wird. Werden Sie schnell wütend? Fühlen Sie sich schnell verletzt? Oder folgt bei Ihnen einem Gefühl, verletzt worden zu sein, schnell die Wut?

Arbeitsblatt 18: Verändern unserer Bindungsmuster ermöglicht Ihnen, sich mit einigen Ihrer Muster in engen Beziehungen zu beschäftigen, ganz gleich, ob es sich um Beziehungen zu Freunden, Familienangehörigen oder Intimpartnern handelt. Vielleicht kommen Sie mit einigen dieser Muster zurecht, mit anderen hingegen nicht. Urteilen Sie nicht darüber, sondern machen Sie sich nur klar, welche Muster sich in Ihrem Leben als besonders problematisch erweisen. Falls es sich um viele handelt, wählen Sie unter diesen zwei oder drei aus, die miteinander verwandt sind. Vergegenwärtigen Sie sich, daß es sich bei diesen Mustern um getriggerte Reaktionen handelt. Sie können auch ein Trigger-Tagebuch führen, um Trigger zu erkennen zu lernen, bevor sie wirksam werden. Gehen Sie von der Annahme aus, daß Sie in Beziehungen nicht über ein Toleranzfenster verfügen, selbst wenn dies in anderen Bereichen Ihres Lebens der Fall ist. Verständlicherweise können sich Beziehungen entweder wie ein sicherer Hafen oder wie das gefährlichste Unterfangen unseres ganzen Lebens anfühlen.

Nehmen Sie sich einige frühere Arbeitsblätter noch einmal vor. Müssen Sie Ihr Toleranzfenster für Nähe erweitern? Oder Ihr Toleranzfenster für Nicht-verstanden-Werden? Oder für Enttäuschtsein oder Verletztheit? Oder müssen Sie Ihre Fähigkeit, Ihrem Partner gegenüber Grenzen zu setzen, verstärken? Oder müssen Sie daran arbeiten, die Eigenwilligkeiten und schlechten Angewohnheiten Ihres Partners zu ertragen? Denken Sie daran, daß die Mißhandlungen oder der Mißbrauch, die Sie erlebt haben, nicht nur ethisch und moralisch verwerflich waren, sondern auch eine schlechte Angewohnheit des Täters; deshalb könnten auch harmlose schlechte Angewohnheiten für Sie sehr starke Trigger sein.

Yvonne stand kurz davor, die gemeinsamen Abendessen ihrer Familie aufzugeben, weil das Verhalten ihres Mannes sie so irritierte. »Mein Mann ist so unreif und unverantwortlich – wie kann er sich nur so verhalten? Wie konnte er zulassen, daß mein Sohn so entsetzliche Angewohnheiten entwickelt hat?«

Ich fragte sie: »Was genau geschieht denn beim Abendessen, das Sie so wütend macht?«

»Sie spielen mit dem Essen! Sie veranstalten kleine Kämpfe mit Essen! Mein Mann legt etwas von seinem Kartoffelpüree auf den Teller meines Sohnes, und dann legt dieser Brokkoli auf den Teller meines Mannes, und dann legt mein Mann wieder Kartoffelpüree auf den Teller meines Sohnes. Das halten sie für sehr witzig, aber das ist es nicht!«

Ich erwiderte: »Wie wäre es Ihnen ergangen, wenn Sie und Ihre Geschwister so etwas am Eßtisch getan hätten?«

»Wir wären höllisch verprügelt worden – und das zu riskieren, wäre dumm und gefährlich gewesen!«

Nun verstand ich. »Kein Wunder, daß die Essenskämpfe Sie triggern! Das fühlt sich für Sie so an, als würden die beiden etwas sehr Gefährliches tun und wären sich nicht darüber im klaren, und zu allem Überfluß hören sie einfach nicht damit auf.« Yvonne war entsetzt über etwas, das für sie selbst vor vielen Jahren sehr gefährlich gewesen wäre, statt daß sie sich darüber amüsiert hätte mitanzusehen, wie ihr Mann und ihr Sohn auf eine für andere etwas nervige, aber andererseits harmlose Weise ihre Verbindung zueinander stärkten.

Yvonne gelang es, ihr Muster zu verändern, indem sie sich immer wieder vor Augen führte, daß sie getriggert worden war. Nichts Schlimmes geschah – niemand wurde verletzt oder bestraft. Wenn sie sich immer wieder versicherte: »Ich bin getriggert worden – das ist alles«, immer wieder, spürte sie, daß ihre Herzfrequenz sank und ihre Wut nachließ.

Dann stellte sie sich ein weiteres stressiges Abendessen vor, und ihr wurde klar, daß sie ihrem Mann und ihrem Sohn erklären könnte, daß die Essenskämpfe sie nervös machten. Sie brauchte die beiden nicht zu kritisieren und sie dadurch in die Defensive zu drängen. Das Muster ihres Mannes war, in Beziehungen passiv zu bleiben und Konflikte zu vermeiden; deshalb setzte er sich praktisch nie gegen ihre Kritik zur Wehr, sondern zog sich in solchen Fällen zurück und wurde sehr still. Und sie fühlte sich dann zwar sicherer, wußte aber, daß die Distanz zwischen ihnen noch größer würde. Sie bemühten sich beide auf genau die gleiche Weise um eine sichere Situation, wie sie es als Kinder gelernt hatten; aber das hatte zur Folge, daß die Distanz zwischen ihnen immer stabiler wurde.

Wenn Menschen ihre Muster nicht erkennen, beschuldigen sie meist entweder sich selbst oder ihre Partner. Yvonne hätte ihrem Mann die Schuld an mangelnder Nähe geben können, aber die Kenntnis des vollständigen Musters half ihr zu erkennen, daß er durch ihre Beunruhigung und ihre Urteile über ihn getriggert worden war, so wie sie selbst durch seine spielerische Ader und seine Neigung zum Rückzug getriggert wurde. Wenn er und ihr Sohn beim Essen albern wurden, empfand sie immer noch eine gewisse Beunruhigung, weil ihr Körper sich in diesen Situationen daran erinnerte, wie gewalttätig ihr Stiefvater wurde, wenn ihre Brüder ihn gereizt hatten; sie deutete ihre Beunruhigung aber nicht mehr als eindeutige, aktuelle Gefahr.

Denken Sie daran: Es erfordert Übung, unsere gewohnten Strategien der Überlebensicherung zu verändern! Wenn wir eine dauerhafte Veränderung sicherstellen wollen, reicht Einsicht nicht aus.

Üben Sie sich im Registrieren und Benennen, wenn etwas Sie triggert – und tun Sie das immer und immer wieder: »Ich werde getriggert – das wirkt sehr triggernd auf mich – ich bin wirklich sehr stark getriggert worden.« Denken Sie über die Möglichkeit nach, daß das, was Sie als anstößig (wenn nicht sogar illegal oder unmoralisch) empfinden, mehr mit Triggern als mit der tatsächlichen Verdorbenheit zu tun hat, die in einer Aktivität zum Ausdruck kommt. Beispielsweise stellen viele Menschen fest, daß sie aus Beziehungen fliehen möchten, oder sie drohen ihren Partnern sogar an, sie zu verlassen, wenn sie getriggert werden. Ist das »gemein«? Oder ist es eine automatische Reaktion, die durch die Beziehungsdynamik ausgelöst wird? Viele Menschen werden still, wenn sie sich verletzt fühlen oder wütend werden – oder sie werden laut und beschuldigen – oder sie gehen weg. Manche versuchen, ihre Partner zu »verbessern«, indem sie Verhaltensweisen von diesen, durch die sie getriggert werden, kritisieren. Solche Muster spiegeln, was wir auf der Ebene unseres Körpers und unserer Emotionen vor langer Zeit über Beziehungen gelernt haben. In der Regel spiegeln die Muster keine bewußten und wohl durchdachten Entscheidungen.

Wenn Ihr Partner Sie nicht geschlagen, öffentlich gedemütigt, im Haus eingesperrt, Ihr Kommen und Gehen kontrolliert oder Ihnen und Ihren Kindern Schaden zugefügt hat, sind Sie wahrscheinlich durch sein Verhalten getriggert worden. Seien Sie neugierig. Wie triggere ich meinen Partner? Triggern wir beide einander? Sich der stattfindenden Triggerprozesse bewußt zu sein ist eine weitere wichtige Voraussetzung für gesunde Beziehungen. Wir können nicht immer verhindern, daß unsere Partner getriggert werden, aber wir können uns bemühen, sie möglichst nicht zu triggern, wenn wir die Möglichkeit haben, etwas ein wenig anders zu sagen oder zu tun. Den Triggern eines anderen Menschen gegenüber Sensibilität zu entwickeln, ohne das Gefühl zu haben, man müsse wie auf Eiern gehen oder grundsätzlich immer nachgeben, ist in Beziehungen eine sehr gesunde Haltung. Wir verhalten uns so gewöhnlich gegenüber Kindern, Freunden oder Menschen, die offensichtlich verletzlicher als wir sind, aber wir vergessen oft, uns auch unserem Partner gegenüber so zu verhalten.

Wieviel sollten wir ertragen?

Allen Menschen fällt es schwer, die Grenzen dessen, was sie akzeptieren oder ertragen sollten, zu erkennen. Es gibt keinen anderen allgemein gültigen Maßstab als den des Gesetzes. Wir haben das Recht, nicht zu akzeptieren, daß uns körperlich oder sexuell Gewalt angetan wird, wir mit Hilfe von Waffen zu etwas gezwungen werden, jemand uns die körperliche Bewegungsfreiheit nimmt, wir bedroht oder zum Drogenkonsum gezwungen werden oder daß man uns zu anderen selbstschädigenden Aktivitäten nötigt, die unsere eigene Sicherheit oder die unserer Kinder gefährden. Darüber hinaus ist es insbesondere für Traumatisierte schwierig zu unterscheiden, was inakzeptabel oder gefährlich und was nur unsensibles und rüpelhaftes Verhalten ist. (Falls Sie sich fragen, ob Sie mißhandelt oder mißbraucht wurden oder nicht, können Sie zu einem der vielen online verfügbaren Fragenkataloge greifen, die Ihnen zu beurteilen helfen, was in Ihrer Beziehung Mißhandlung oder Mißbrauch gleichkommt.) Oft verführt uns die finanzielle Abhängigkeit von einem Partner dazu, inadäquates Verhalten hinzunehmen und als etwas zu klassifizieren, das wir nun einmal ertragen müssen. Und wenn wir durch rüpelhaftes, gefühlloses oder unsensibles Verhalten getriggert worden sind, sind wir eventuell nicht in der Lage, zu dem Gefühl in Kontakt zu treten, daß wir es verdienen oder das Recht haben, Grenzen zu setzen oder fortzugehen.

Wenn man herausfinden will, wieviel man sich gefallen lassen sollte, kann man sich fragen: »Steht all das Negative, das ich abbekomme, in einem akzeptablen Verhältnis zu dem Positiven, das ich erwarten kann?« Wenn Sie mit jemandem zusammen sind, der zwar starke Macken hat, aber nicht gewalttätig ist, und Sie lieben diesen Menschen sehr, ist es vielleicht der Mühe wert zu lernen, mit den vielen Triggersituationen, mit denen Sie in dieser Beziehung konfrontiert werden, fertig zu werden. Wenn Sie einen Traumjob haben, lohnt es sich möglicherweise, wenn Sie mit all den Triggersituationen, mit denen Sie dort konfrontiert werden, umzugehen lernen. Alle Menschen haben das Recht, selbst zu entscheiden, wieviel sie ertragen wollen und wann – und brauchen ihre diesbezüglichen Entscheidungen nicht zu rechtfertigen.

Jennifer war mit einem Mann verheiratet, der sie verehrte und sie als Mutter und in ihrem Beruf unterstützte; aber er war auch kontrollsüchtig und kritisierte sie ständig. In seinem Beruf war er sehr angesehen, er wurde als Experte respektiert, und man gehorchte ihm als Vorgesetztem. Unglücklicherweise übertrug er seine diesbezüglichen Erwartungen auf sein Privatleben. Er war immer felsenfest davon überzeugt, daß er im Recht sei, und wenn er gereizt oder besorgt war, redete er Jennifer »tot«. Er war nicht in der Lage, ihre Meinungen und Gefühle ernst zu nehmen, solange sie ihm nicht zustimmte. Wenn Freunde sie fragten: »Wie kannst du dir das nur gefallen lassen?«, lächelte sie meist und antwortete: »Er betet mich an – er würde alles für mich tun. Ich weiß, daß er ein alter Griesgram ist – aber das verletzt mich nicht.«

Jennifer hatte eine Entscheidung getroffen, die nicht auf Furcht oder Scham beruhte. Sie fühlte sich nicht kleiner, weil ihr Mann sie zwar manchmal herabsetzend behandelte, sie sich aber nicht herabgesetzt *fühlte*. Und das ist das Entscheidende.

Traumatisierte können nur heilen, wenn sie sich sicher fühlen; sie müssen das Gefühl haben, daß sie ihr Leben in der Gegenwart beeinflussen können; und sie brauchen sich nicht klein oder weniger wert als andere zu fühlen oder sich zu schämen. Auch in guten Beziehungen werden bei den Partnern gelegentlich Gefühlserinnerungen getriggert, derentwegen sich die Betreffenden klein fühlen, sich schämen, sich nicht geliebt und nicht gewollt glauben oder sich fürchten oder in Gefahr wähnen. Ein Beispiel hierfür ist Annies Fall.

Annie beschrieb ihren Mann als gefühllosen Ausbeuter. »Warum muß ich immer kochen? Warum kann er das nicht auch mal für mich tun? Warum muß ich immer alle Probleme ansprechen? Warum mache nur ich mir Sorgen über diese Beziehung?« Sie sah nicht, daß er seine Fürsorglichkeit in anderer Hinsicht gezeigt hatte: indem er für seine Familie in all den Jahren gesorgt hatte, in denen Annie durch ihre PTBS-Symptome beeinträchtigt gewesen war; indem er nie ihre getriggerten Reaktionen kritisiert oder hinterfragt hatte; indem er ihr geholfen hatte, Dinge zu tun, die zu tun sie sich allein nicht getraut hatte, und indem er sie nie auf irgendeine Weise berührt hatte, ohne sich vorher ihres Einverständnisses zu versichern. Er akzeptierte, daß sie arbeitete, wenn sie konnte, und daß sie nicht arbeitete, wenn es ihr nicht möglich war; er versuchte nie, sie zu kontrollieren, und er wurde fast nie wütend, nicht einmal wenn sie ihm androhte, ihn zu verlassen. Er war kein besonders überschwenglicher Mann, und es fiel ihm schwer, seine Gefühle auszudrücken, und diese mangelnde Ausdrucksfähigkeit triggerte bei Annie Gefühlserinnerungen an ihre Kindheit, in der kein Erwachsener echtes Interesse an ihr oder Zuneigung zu ihr ausgedrückt hatte. Daß er nicht für sie kochte und ihr auch sonst nicht viel nährende Zuwendung gab, weckte bei ihr Gefühlserinnerungen, die auf die Vernachlässigung zurückgingen, unter der sie als Kind gelitten hatte. Ihre Mutter hatte ihre Kinder nur dann gefüttert, wenn sie dazu in der Stimmung gewesen war, weshalb sie oft hungrig geblieben waren. »Ich schäme mich, wenn ich immer selbst für mich kochen muß«, sagte sie. »Ich habe dann das Gefühl, ich sei nicht gut genug – es gibt niemanden, der sich darum kümmert, ob ich etwas esse oder nicht.«

Für Annie war es befreiend und tröstlich zu erkennen, daß sie aufgrund ihrer starken Triggerung nicht gemerkt hatte, daß sie in ihrer Ehe seit Jahren vielerlei liebevolle Zuwendung erfahren hatte. »Ich wünsche mir immer noch, daß er ein emotionalerer Mensch wäre«, sagte sie, »aber ich weiß jetzt, daß sein Verhalten nichts mit mir zu tun hat. Er ist nur in seinem Ausdruckvermögen eingeschränkt.« Daß sie ihre Ehe mehr zu schätzen lernte, half ihr auch, sich selbst mehr zu schätzen. »Mir ging es schrecklich, als ich ihn kennenlernte, und es hätte passieren können, daß ich mir ein Monster ausgesucht hätte, aber das habe ich nicht.«

Sich um das »kleine Ich« im Inneren kümmern

Wenn Menschen in ihrer Kindheit vernachlässigt und mißbraucht oder mißhandelt wurden, hat sich niemand um das kleine Kind gekümmert, das wir alle einmal waren. Später in Beziehungen werden diese jungen Anteile von uns allen aktiviert. Wir fühlen uns dann manchmal auf unangenehme Weise verletzlich, und weil auch unsere Partner sich verletzlich fühlen, können sie uns nicht immer helfen, mit den Gefühlen fertig zu werden, die sie bei uns hervorrufen. Wenn Annie im getriggerten Zustand die Scham der kleinen Annie spürte, die nur gefüttert wurde, wenn ihre Mutter dazu in der Stimmung war, hoffte sie instinktiv, bei ihrem Mann Trost und Linderung ihrer unangenehmen Gefühle zu finden. Und wenn Yvonne durch die Spielereien ihres Mannes mit dem Essen getriggert wurde, fühlte sich die kleine Yvonne in Gefahr und erwartete von ihrem Mann, daß er dafür sorge, daß sie sich wieder sicher fühlen könne. Wir alle wenden uns instinktiv an unsere Partner, um die Dinge zu bekommen, die uns in unserer Kindheit gefehlt haben. Dabei erkennen wir nicht, daß wir auf etwas reagieren, das der Vergangenheit angehört. Obwohl es für Yvonne wichtig war, ihrem Mann zu erklären, daß es sie nervös mache, wenn er mit ihrem gemeinsamen Sohn am Essenstisch herumalberte, und es für Annie wichtig war zu kommunizieren, daß sie ihren Mann nicht kritisierte, sondern ihn nur wissen lassen wollte, daß sie getriggert worden war, war es für beide ebenso wichtig, daß sie ihr eigenes traumatisiertes junges Ich zu akzeptieren und willkommen zu heißen lernten.

Beide Ehemänner waren sensibel für das, was ihre Partnerinnen in ihrer Kindheit durchgemacht hatten, aber deren Kindanteile vermochten diese Information nicht aufzunehmen. Jahrelange Mißhandlung, Vernachlässigung, Zurückweisung und Einsamkeit hatten bei ihnen Spuren hinterlassen. Beide Frauen hatten sehr zuverlässige Männer geheiratet, die bereit waren, sie zu akzeptieren, und doch erlebten sie weiterhin täglich Gefühlserinnerungen. Beide mußten ihrem verletzten inneren Kind Raum geben, statt zu versuchen, ihre Gefühlserinnerungen zu beseitigen, indem sie ihre Ehemänner zu ihren Betreuern machten.

Im nächsten Kapitel werden wir uns damit befassen, wie Menschen durch traumatische Erlebnisse gespalten werden und warum ihr verletztes inneres Kind sich abgelehnt und nicht willkommen geheißen fühlt.

Registrieren Sie Ihre Reaktionen auf Nähe und Distanz

Was haben Sie als Kind über Nähe gelernt?

Was geschieht, wenn Sie heute Nähe erleben?

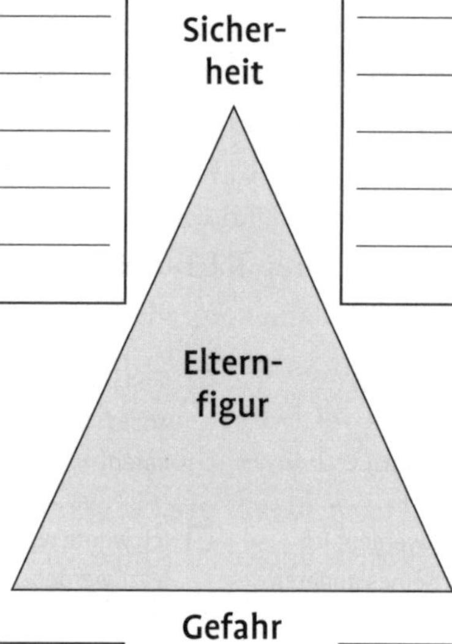

Was haben Sie über das Abstandhalten von anderen gelernt?

Was geschieht heute, wenn Sie mehr Distanz erleben?

Traumatische Bindungsmuster

Die Anzeichen für traumatische Bindungen zu erkennen kann uns in Beziehungen zu anderen Erwachsenen helfen. Lasse ich mir zuviel gefallen? Oder bin ich nicht bereit, mich mit irgend etwas abzufinden? Verwirre ich meinen Partner durch meine Reaktionen auf Distanz und Nähe? Muß ich diese Beziehung beenden, oder werde ich nur getriggert?

Prüfen Sie die Anzeichen für traumatische Bindungsmuster, die Sie erkennen:

- ☐ Ich habe Probleme damit, nicht angehört zu werden.
- ☐ Ich habe Probleme damit, wenn andere Menschen mich nicht verstehen.
- ☐ Ich mache mir Sorgen, daß er oder sie mich nicht liebt.
- ☐ Ich habe Angst, verlassen zu werden.
- ☐ Ich habe Angst, betrogen zu werden.
- ☐ Ich möchte nicht berührt werden.
- ☐ Ich möchte ständig gehalten werden; ich fühle mich nur in Gegenwart eines anderen Menschen sicher.
- ☐ Ich sorge mich, daß ich nicht gut genug bin.
- ☐ Ich befürchte, daß die andere Person nicht gut genug für mich ist.
- ☐ Ich möchte eine Beziehung, unter der ich leide, beenden, kann es aber nicht.
- ☐ Ich möchte davonlaufen, wenn wir uns näher kommen.
- ☐ Ich kann es nicht ertragen, allein/getrennt zu sein.
- ☐ Ich habe das Gefühl zu ersticken.
- ☐ Ich finde mich mit gewalttätigem Verhalten ab.
- ☐ Ich kann rüpelhaftes Verhalten nicht ertragen.
- ☐ Ich lasse meinen Partner nicht an mich heran; ich kann ihm meine Gefühle nicht offenbaren.
- ☐ Ich werde wütend, wenn meine Gefühle verletzt werden.
- ☐ Ich habe das Gefühl, ich bin es nicht wert, geliebt zu werden.
- ☐ Ich kann die Wut meines Partners nicht ertragen.
- ☐ Ich kann das Schweigen meines Partners nicht ertragen.
- ☐ Ich kann keine Grenzen setzen und nicht sagen: »Das ist für mich nicht okay.«

Denken Sie daran, daß diese Muster entstanden sind, weil sie Ihr Überleben sichern sollten, als Sie noch sehr jung waren. Die Muster waren das Beste, was Ihnen in einer für Sie sehr schwierigen Situation zur Verfügung stand.

Verändern unserer Bindungsmuster

Nicht jedes Muster, das einmal der Sicherung des Überlebens gedient hat, muß verändert werden. Prüfen Sie, welche Muster Ihnen, wenn sie verändert würden, helfen könnten, leichtere oder bessere Beziehungen zu entwickeln.

Bevorzugung von Distanz

- ☐ Ich würde am liebsten davonlaufen, wenn wir einander nahekommen.
- ☐ Ich habe das Gefühl, erstickt zu werden.
- ☐ Ich vertraue meinem Partner nicht.
- ☐ Ich glaube, daß ich betrogen werde.
- ☐ Ich möchte nicht berührt werden.
- ☐ Ich empfinde Wut, wenn meine Gefühle verletzt werden.
- ☐ Ich mache mir Sorgen, daß die andere Person nicht gut genug für mich ist.
- ☐ Ich kann nicht ertragen, wenn mein Partner sich zuwendungsbedürftig, traurig oder unsicher zeigt.
- ☐ Ich kann rücksichtsloses und unsensibles Verhalten nicht ertragen.
- ☐ Ich werde leicht wütend und stoße meinen Partner dann von mir weg.
- ☐ Ich höre auf zu reden, wenn ich aufgebracht bin.

Bevorzugung von Nähe

- ☐ Ich fühle mich nicht in der Lage, allein/getrennt zu sein.
- ☐ Ich habe Probleme damit, wenn andere mir nicht zuhören.
- ☐ Es fällt mir schwer, mit gewalttätigem Verhalten zurechtzukommen.
- ☐ Ich werde nur schwer damit fertig, wenn andere Menschen mich nicht verstehen oder sich mir gegenüber gleichgültig verhalten.
- ☐ Ich mache mir Sorgen, daß er oder sie mich nicht liebt oder daß ich von ihm/ihr verraten werde.
- ☐ Ich habe Angst davor, verlassen zu werden.
- ☐ Ich will ständig gehalten werden; ich fühle mich nur in Gegenwart eines anderen Menschen sicher.
- ☐ Ich fühle mich nicht liebenswert, wenn jemand meine Gefühle verletzt.
- ☐ Ich fühle mich nicht in der Lage, Wut oder Schweigen zu ertragen.
- ☐ Ich kann keine Grenzen setzen und nicht sagen: »Das ist nicht okay.«

Nehmen wir einmal an, daß diese Reaktionen getriggert werden. Wie wirkt es sich dann aus, wenn Sie sie als Anzeichen dafür verstehen, daß Sie getriggert worden sind? Was verändert sich dadurch?

7

Traumabedingte Fragmentierung und Dissoziation

OHNE PRIMÄRE Bezugspersonen, die eine Atmosphäre der Sicherheit kreieren, Leid lindern und für das körperliche Wohlbefinden sorgen, müssen kleine Kinder sich auf ihr eigenes Gehirn und ihren Körper verlassen, um mit überwältigenden Reaktionen fertig zu werden, mit denen sie in einer bedrohlichen Welt konfrontiert werden. Viele Menschen erinnern sich: »Es gab keinen einzigen Tag, an dem ich keine Angst hatte oder mich nicht schämte« oder: »Meine deutlichste Erinnerung an meine Kindheit ist, daß ich Hunger hatte – ich war immer hungrig« oder: »Ich war immer allein – immer einsam und verängstigt.«

Wie wird ein Kind, das noch sehr klein ist, mit so etwas fertig?

Glücklicherweise gibt es im menschlichen Gehirn und Körper Ressourcen, die schon einem Baby zur Verfügung stehen. Wir können dissoziieren, uns gefühllos machen oder die Verbindung zu unserem Körper unterbrechen. Und unser Geist kann sich in Teile aufspalten. Ist ein Gehirn ohnehin schon aufgespalten, ist es nicht schwer, sich weiter aufzuspalten (Fisher 2017/2019).

Wie die Struktur des Gehirns die Fragmentierung begünstigt

Das Gehirn besteht aus zwei großen Bereichen, der rechten und der linken Hemisphäre. Beide erfüllen unterschiedliche Funktionen und verfügen über jeweils spezielle Fähigkeiten. Obwohl bei Babys unmittelbar nach der Geburt beide Gehirnhälften funktionsfähig sind, dominiert in der Kindheit die rechte Hemisphäre, und sie nutzen hauptsächlich subkortikale Strukturen, die für das Handeln und die Emotionen wichtig sind. Die langsamer reifende linke Hemisphäre erlebt um das Alter von zwei Jahren und noch einmal in der Adoleszenz Entwicklungsschübe, aber die linkshemisphärische Dominanz entwickelt sich nur ganz allmählich im Laufe der Kindheit. Die Kommunikation zwischen den beiden Gehirnhälften ermöglicht ein dritter Bereich, der sogenannte Balken (*Corpus callosum*), ein langes schmales Gebilde genau zwischen den beiden Hirnhälften. In der Kindheit ist das Erleben der rechten Hemisphäre relativ unabhängig vom Erleben der linken Hemisphäre und umgekehrt, was eine Spaltung bei Bedarf sehr erleichtert. Untersuchungen, bei denen die Gehirne traumatisierter Kinder und Jugendlicher mit den Gehirnen nicht-traumatisierter junger Menschen verglichen wurden, haben gezeigt, daß bei Vorliegen von Traumata der

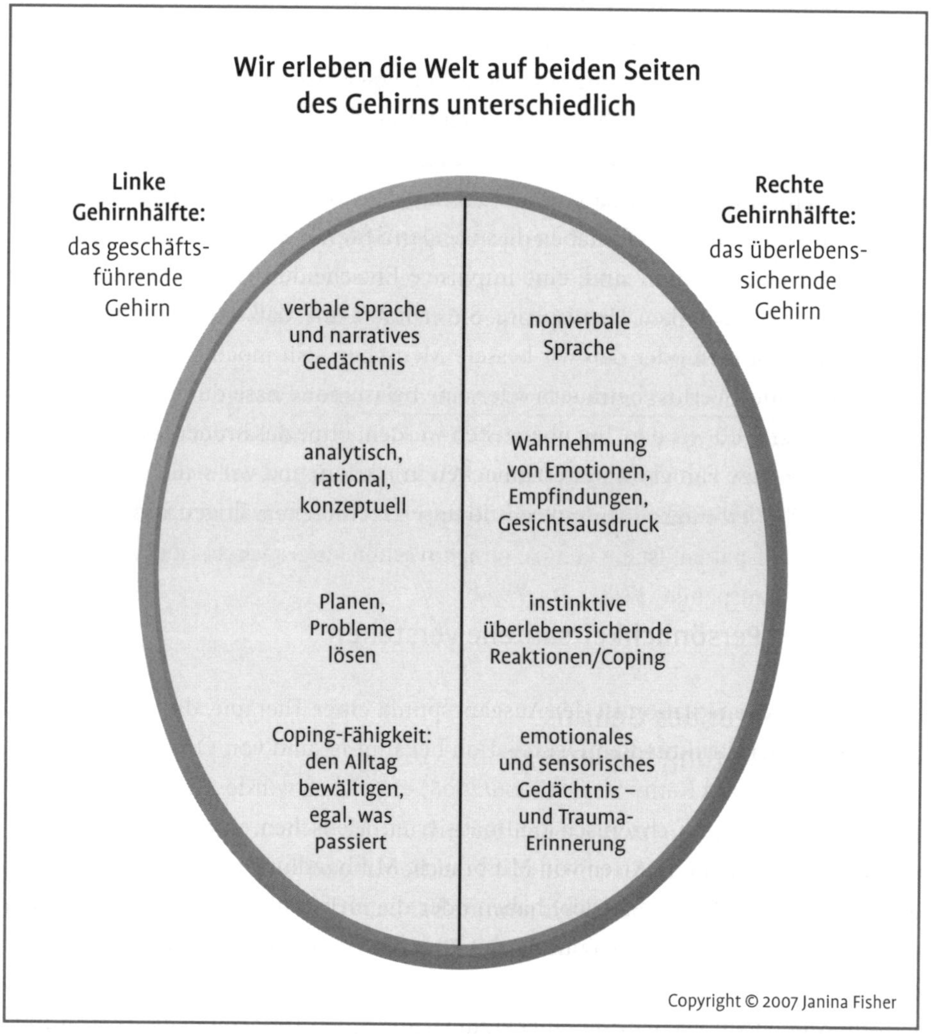

ABBILDUNG 7.1. Wie die beiden Seiten des Gehirns arbeiten

Balken unterdurchschnittlich klein bleibt – was auf eine unvollständige Entwicklung dieses Bereichs hindeutet. Dadurch wird die Fähigkeit der linken und rechten Hemisphäre zur Kommunikation oder Zusammenarbeit beeinträchtigt. Deshalb sind die linke und rechte Hemisphäre von Traumatisierten oft nicht gut koordiniert.

Abbildung 7.1 veranschaulicht, daß die früh entwickelte rechte Hemisphäre ein nonverbaler Gehirnbereich ist, wohingegen die langsamer reifende linke Hemisphäre die sprachlichen Fähigkeiten beherbergt und chronologische und verbale Erinnerungen zu speichern vermag. Die rechte Gehirnhälfte vermag Körpersprache und Gesichtsausdruck besser zu deuten, wohingegen die linke Hälfte auf die Deutung verbaler Äußerungen spezialisiert ist. Die rechte Hemisphäre erinnert, wie Dinge sich angefühlt haben, die linke, was geschehen ist. Werden wir getriggert, ist die rechte Hemisphäre aktiver; beim Planen und beim Lösen von Problemen hat die linke Hemisphäre Vorrang. Es ist ein wenig so, als hätten wir zwei unterschiedliche Persönlichkeiten: eine logisch, rational und verbal orientierte, die nicht mit den Emotionen in Kontakt ist, und eine sehr emotionale und reaktive, die dem Verstand nicht zugänglich ist, weil ihr die Worte fehlen. Wir alle haben diese beiden Seiten von uns schon einmal erlebt: Wenn wir drauf und dran sind, eine impulsive Entscheidung zu treffen, stoppt uns die Rationalität der linken Hemisphäre. Sie erinnert uns, daß wir erwischt oder verletzt werden könnten oder daß wir bessere Menschen sein möchten. Und wenn wir krank sind, einen Verlust betrauern oder eine belastende Phase durchleben und uns vielleicht fragen, ob wir den Tag überstehen werden, ohne zusammenzubrechen, tritt unerwartet unsere Fähigkeit weiterzumachen in Aktion, und wir stellen fest, daß wir trotz unserer Schwierigkeiten denken und unseren Alltag bewältigen können.

Dissoziierte Persönlichkeitsanteile verstehen

Diese biologische Situation ist der Ausgangspunkt einer Therapie, die unter dem Namen Modell der Strukturellen Dissoziation bekannt ist und von Onno van der Hart, Ellert Nijenhuis und Kathy Steele (2006/2008) entwickelt wurde. Das Modell soll helfen, das Befinden von chronisch traumatisierten Menschen einzuschätzen, die beispielsweise verschiedene Arten von Mißbrauch, Mißhandlung und Vernachlässigung durch mehr als einen Täter erlebt haben oder die im familiären Umfeld Mißbrauch oder Mißhandlungen in Verbindung mit anderen traumatischen Ereignissen erlebt haben.

Dem Modell zufolge wird in einer traumatisierenden Umgebung die eher instinktiv agierende rechte Gehirnhälfte dazu angeregt, Gefahren zu antizipieren, indem sie den Zustand der Hypervigilanz oder der Bereitschaft zum Handeln aufrechterhält, wohingegen die linke Gehirnhälfte sich weiterhin der Alltagsbewältigung widmet, was auch immer geschehen mag. Dies ermöglicht einem mißbrauchten oder mißhandelten Kind, auf der Hut und jederzeit bereit zu sein, sich zu verbergen, aber trotzdem zur Schule gehen, mit anderen Kindern spielen und seine Hausaufgaben erledigen zu können. Während sich die rechte Gehirnhälfte fürchtet und schämt, kann die linke zuversichtlich Fertigkeiten entwickeln, die Menschen in ihrer Eigenschaft als Schüler, Sportler, Künstler oder Wissenschaftler brauchen.

Abbildung 7.2 repräsentiert dieses Modell einer überlebenswichtigen Spaltung. Unter Streß agieren linke und rechte Hemisphäre unabhängiger, um dem betreffenden Menschen zu ermöglichen, zwei Dinge gleichzeitig zu tun: einerseits weiterzuleben, als sei nichts geschehen, *und* sich andererseits auf die nächste Gefahr vorzubereiten – und dann die übernächste und alle weiteren. Beide Aktivitäten sind für das Überleben unverzichtbar. Die Autoren der Theorie der Strukturellen Dissoziation

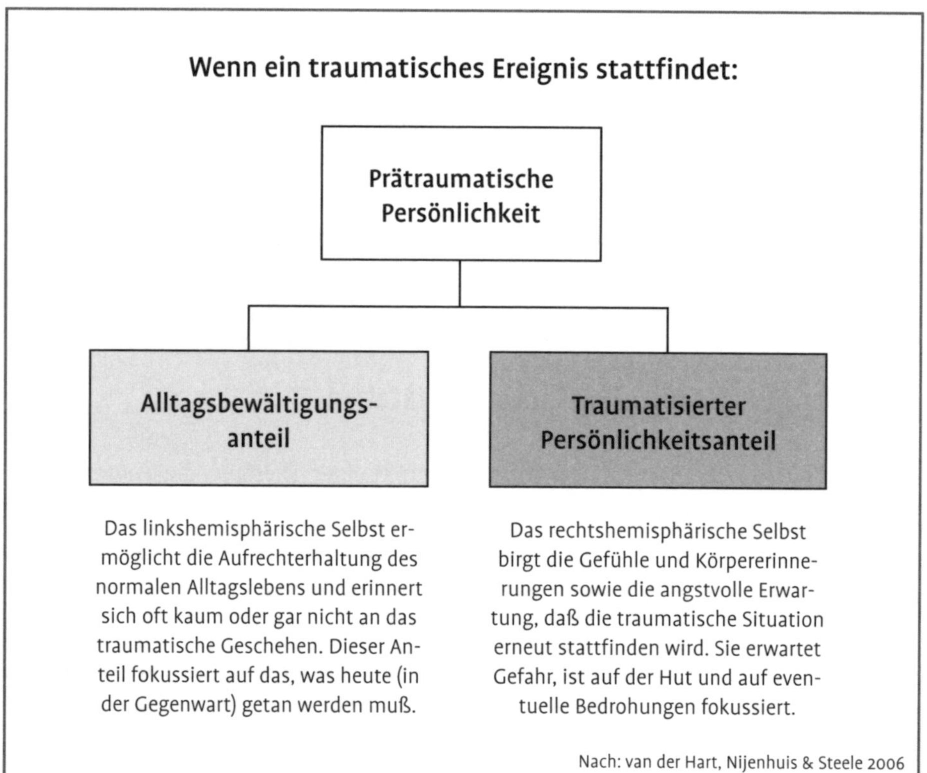

ABBILDUNG 7.2 Das Modell der Strukturellen Dissoziation

haben das Selbst der linken Hemisphäre »Anscheinend Normalen Teil der Persönlichkeit« (ANP) genannt und damit darauf hingewiesen, daß dieser *vorgibt*, normal zu sein. Nach meinen eigenen Erfahrungen vermögen Klienten die Bedeutung dieses Teils der Persönlichkeit oft nicht zu würdigen, wenn er als »anscheinend normal« bezeichnet wird. Um ihnen besser gerecht zu werden, habe ich ihn zu »Alltagsbewältigungsanteil« umbenannt, um darauf hinzuweisen, daß die Anteile unserer linken Hemisphäre einen überlebensbezogenen Antrieb spiegeln, »mit dem Alltagsleben weiterzumachen«, also kein falsches oder vortäuschendes Selbst. Ich wollte ausdrücklich auf die evolutionär positive Funktion dieses Anteils hinweisen und damit der verbreiteten Neigung entgegentreten, die Fähigkeit zur Alltagsbewältigung für ein »falsches Selbst« zu halten, als wären die traumabezogenen Reaktionen das einzige »wahre Selbst«.

Außerdem ermutigt die Hervorhebung der positiven Absichten und Ziele des Alltagsbewältigungs-Selbst Traumatisierte, ihre Fähigkeit, mit den stürmischen Emotionen der Anteile, die sich der Verteidigung widmen, fertig zu werden, zu stärken, statt nur zu versuchen, solche Emotionen zu ignorieren. Wir könnten uns den rechtshemisphärischen Persönlichkeitsanteil als den emotionalen vorstellen, so wie es die Urheber dieser Theorie tun; oder wir könnten ihn uns als den traumatisierten Persönlichkeitsanteil vorstellen. Es kann sehr verwirren und verrückt machen, in einem Moment völlig logisch, rational und funktional zu handeln und fünf Minuten später von Emotionen und Impulsen überwältigt zu werden. Das Modell der Strukturellen Dissoziation vermittelt Traumatisierten die Sicherheit, daß sie weder verrückt sind noch etwas vorspiegeln. Sie können lernen, in getriggerten Reaktionen und überwältigenden Emotionen ihre traumatisierten Anteile zu erkennen, und sie können ihren Alltagsbewältigungsanteil als Ressource, nicht als Pseudo-Selbst, verstehen.

Tammy geriet jedes Jahr im Monat ihres Geburtstages, dem Juli, in Schwierigkeiten, weil sie sich einerseits nach jemandem sehnte, der sich um sie kümmerte, und andererseits detaillierte Pläne, sich an ihrem Geburtstag umzubringen, entwickelte. In manchen Jahren wurde sie in dieser Zeit wegen akuter Suizidgefahr in eine Klinik eingewiesen, in anderen Fällen erschien sie viele Tage lang nicht zur Arbeit, weil sie am Morgen nicht aus dem Bett kam. In einem Jahr stellte sie am Ende des Monats Juli erschrocken fest, daß sie die Auszeichnung »Angestellte des Monats« erhalten hatte. Obwohl sie sich viele Male krank gemeldet hatte, war sie in der restlichen Zeit offenbar extrem produktiv gewesen, produktiver als Kollegen, die keinen einzigen Tag wegen Krankheit zu Hause geblieben waren. Dieses Anzeichen war das erste, das darauf hinwies, daß es bei ihr nicht nur um ihre Einsamkeit und Suizidalität ging.

Benutzen Sie **Arbeitsblatt 19: Das Modell der Strukturellen Dissoziation,** um die beiden Seiten Ihrer Persönlichkeit zu erforschen. Machen Sie nicht den Fehler, die Charakteristika einer Seite als schlecht, beschämend oder falsch zu bezeichnen. Verfolgen Sie neugierig die Kämpfe in Ihrem Inneren und welche Seiten Ihres Gehirns sich in einem Konflikt befinden.

Mehr Gefahr bedeutet, daß ein größerer Bedarf an spezialisierten überlebensbezogenen Anteilen besteht

Dem Modell der Strukturellen Dissoziation zufolge sind bei anhaltenden traumatischen Erlebnissen komplexere Spaltungen und Fragmentierungen oft adaptiv und notwendig. Aber dies entspricht auch der Logik von Körper und Gehirn. Weil Kinder sich bei mangelndem elterlichem Schutz auf ihre instinktiven überlebenssichernden Defensivreaktionen verlassen müssen (Kampf und Flucht, Schrei nach Hilfe, Erstarren vor Furcht oder Kollabieren und Sich-Fügen), entstehen nach der Theorie der Strukturellen Dissoziation bei chronischen Traumata spontan Sub-Anteile, welche die sehr unterschiedlichen Formen von Selbstschutz repräsentieren (siehe Abb. 7.3). Das Modell gibt der Auffassung Ausdruck, daß die Spaltung oder strukturelle Dissoziation eine normale instinktive Reaktion auf wiederholte traumatische Erlebnisse ist, also nicht zwingend ein Beweis für das Vorliegen einer dissoziativen Störung. Sie werden selbst merken, ob Ihnen diese Ideen etwas sagen.

Beispielsweise ist es in manchen Familien für Kinder gefährlich, sich zur Wehr zu setzen oder ihre Wut zu zeigen; aber wenn sie einen abgespaltenen Kampfanteil haben, brauchen sie ihre Wut nicht zu spüren, und auch die Erwachsenen in ihrem Umfeld nehmen sie nicht wahr. In anderen Familien ist es für ein Kind noch gefährlicher, zu weinen oder um Hilfe zu schreien (z. B. um andere Erwachsene auf bestimmte Vorgänge aufmerksam zu machen). Wenn solche Kinder einen abgespaltenen Anteil haben, der nach Hilfe ruft, können sie in bestimmten Situationen (beispielsweise bei ihren Großeltern oder in Anwesenheit eines Lehrers) weinen oder ihren Kummer zeigen, doch in Gegenwart des Elternteils, der sie schlecht behandelt, dürfen sie niemals traurig wirken. Abspaltungen dieser Art ermöglichen sehr komplexe und anspruchsvolle Anpassungen an traumatische Umgebungen. Der Anteil, der sich unterwirft, kann das Gefühl der Hoffnungslosigkeit und Hilflosigkeit zum Ausdruck bringen, das eine Umgebung erfordert, in der das adaptivste Verhalten darin besteht,

Finden viele traumatische Ereignisse statt, sind mehr Abspaltungen erforderlich, um die Entwicklung verschiedener Sub-Anteile zu ermöglichen, die den betroffenen Menschen nötigenfalls auf verschiedene Arten verteidigen können.

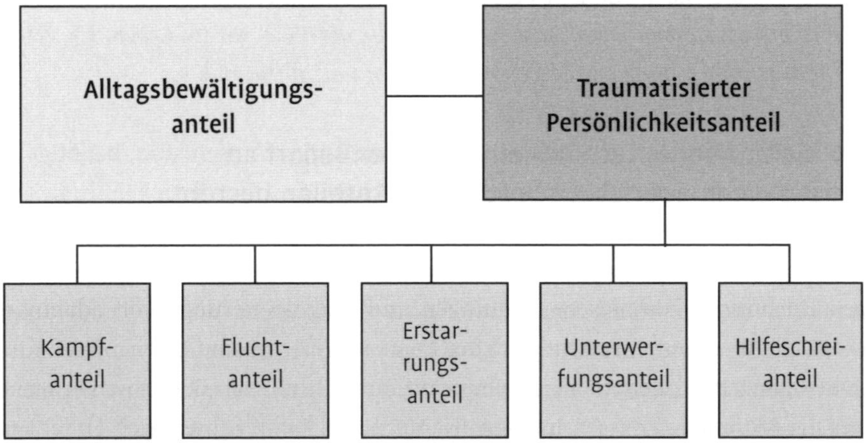

Der dominierende traumatisierte Anteil in der rechten Hemisphäre wird stärker aufgespalten, und die so entstehenden separaten Anteile bieten jeweils andere Strategien für die Sicherung des Überlebens in einer gefährlichen Welt an. Sie fürchten das normale Leben, weil sie es für gefährlich halten, und kämpfen auf alle ihnen seit langem bekannten Arten um ihr Überleben.

Nach: van der Hart, Nijenhuis & Steele 2006

ABBILDUNG 7.3 Traumatisierte Anteile als Beschützer verstehen

gesehen, aber nicht gehört zu werden, wohingegen Hoffnung riskant ist. Unterdessen besucht der Alltagsbewältigungsanteil weiter die Schule und bereitet sich auf das College und danach auf ein Leben jenseits des Traumas vor. Und während der Alltagsbewältigungsanteil eine Zukunft plant, denkt sich der suizidale Anteil möglicherweise etwas für den Fall aus, daß sich die Situation noch weiter verschlechtert, derweil der Fluchtanteil zuviel trinkt, um mit der Hoffnungslosigkeit des Unterwerfungsanteils und den Flashbacks des Erstarrungs- oder Furchtanteils fertig zu werden.

Carly hatte schon sehr früh Hoffnungen und Träume bezüglich ihrer Zukunft entwickelt. Dann lernte sie im Alter von 19 Jahren im College ihren Partner kennen und entwickelte die Vorstellung, sie hätte eines Tages ein Heim und eine Familie und wür-

de als Therapeutin arbeiten. Beeinträchtigt wurden diese Hoffnungen und Träume jedoch durch die täglichen Albträume und Flashbacks, die sie immer noch erlebte. Diese überwältigenden Symptome triggerten bei ihr einen hoffnungslosen Anteil, der möglichst sofort aufgeben wollte. Unglücklicherweise fungierte das gewöhnlich für ihren suizidalen Anteil als Signal, wieder mit der Planung ihres Todes zu beginnen, statt ständig von dem Gefühl, überfordert zu sein, begleitet zu werden. »Ich glaube nicht, daß ich sterben will«, sagte sie, »ich habe noch viel vor im Leben. Ich verstehe nicht, warum ich immer wieder versuche, mich umzubringen.«

Wenn Kinder in einer nicht sicheren Umgebung aufgewachsen sind, benötigen sie manchmal alle diese Anteile, um auf ständig wechselnde Anforderungen reagieren zu können. Beispielsweise erfordert der Schulbesuch einen Persönlichkeitsanteil, der in der Lage ist, im Unterricht aufmerksam zu sein, zu lernen und mit Klassenkameraden und Lehrern sozialen Umgang zu pflegen. Zu Hause bei den Eltern, die manchmal verschlossen sind, ihre Kinder vernachlässigen oder gewalttätig werden, müssen andere Anteile das Überleben auf andere Weisen sichern. Beispielsweise können der Klang der Stimme oder der Schritte eines Täters die Panik eines ängstlichen Anteils triggern (Erstarren) und den Körper so auf drohende Gefahr aufmerksam machen; und ein spielfreudiger Anteil könnte die gereizte Stimmung des Elternteils aufzulösen und eine positive Verbindung zu fördern versuchen, indem er ihn zum Lachen bringt (soziale Verbundenheit); ein Betreueranteil (Unterwerfung) könnte sich selbst oder jüngere Geschwister vor Gewalttätigkeit zu schützen versuchen; und ein hypervigilanter Kampfanteil könnte sorgfältig die Stimmung der Eltern beobachten, um rechtzeitig die beste Möglichkeit, sich davor zu schützen, zu erkennen.

Benutzen Sie **Arbeitsblatt 20: Identifizieren traumatisierter Anteile,** um eine Verbindung zwischen dem Modell der Anteile und Ihren speziellen Symptomen und Schwierigkeiten herzustellen. Dazu ist es nicht nötig, daß Sie sich sicher fühlen – beobachten Sie einfach neugierig, welcher Anteil von Ihnen scheu ist, welcher sich schämt, welcher mißtrauisch ist usw. Finden Sie heraus, ob Ihnen dieses Modell intuitiv als sinnvoll erscheint, auch wenn es sich um eine sehr neue Idee handelt.

Gewöhnlich versucht der Alltagsbewältigungsanteil jedes Menschen, die im Alltag wichtigen Dinge zu erledigen (z. B. die Arbeitsfähigkeit zu erhalten, die Kinder zu erziehen, die Haustiere zu versorgen, den Alltag zu organisieren und sogar sinnvolle persönliche und berufliche Ziele zu verfolgen). Diese Aktivitäten zu verfolgen ist jedoch oft kompliziert, wenn im Kontext des Alltagslebens traumatisierte Anteile getriggert werden und infolgedessen überwältigende Emotionen, lähmende Depression oder Angst, Hypervigilanz und Mißtrauen, selbstschädigendes Verhalten und Angst oder Hoffnungslosigkeit bezüglich der Zukunft zum Ausdruck kommen. Viele Traumatisierte kommen zur Behandlung, nachdem sie von Gefühlen und physiologischen Reaktionen ihrer traumabezogenen Anteile überflutet oder gefangen genommen worden sind; andere kommen, wenn durch ihre Versuche, die Verbindung zu diesen Reaktionen zu unterbrechen oder diese zu leugnen, eine chronische Depression oder eine Depersonalisation entstanden ist.

Geraldine hatte geglaubt, sie habe die in ihrer Kindheit erlittenen Traumatisierungen bewältigt. Sie hatte im Alter von 38 Jahren ihr Elternhaus verlassen, einen Freund aus ihrer Kindheit geheiratet, sich eine berufliche Existenz aufgebaut, ein Kind bekommen und das Haus ihrer Träume gekauft. Sie hatte das Gefühl, »es geschafft« zu haben. Sie hatte alles, was sie je hatte erreichen wollen, und konnte sich nun endlich entspannen. Dann wachte sie eines Tages zitternd auf, von einer unerklärlichen überwältigenden Furcht, von Hoffnungslosigkeit, Entsetzen und einem Gefühl der Verzweiflung befallen. Ein Trauma-Tsunami hatte zugeschlagen, und die entsprechenden Anteile hatten von ihrem Körper Besitz ergriffen. Weil sie ihre Empfindungen nicht zu deuten wußte, wendete sie sich an einen Therapeuten, der sie dazu ermutigte, über ihre schmerzhaften Kindheitserlebnisse zu sprechen – was ihre Panikgefühle noch verstärkte. Mittlerweile hatten die Gefühle ihren Körper in ihrer Gewalt: Sie konnte nicht mehr schlafen, essen oder still sitzen. Wenn sie nicht zitterte, übergab sie sich – das machte es für sie schwierig, etwas zu essen, weil sie nichts bei sich behielt. Ein anderer Therapeut, an den sie sich wendete, sagte, sie sei zu verängstigt für eine Behandlung, und ein dritter warf ihr Widerstand gegen eine Behandlung vor. Weil sie beruflich so erfolgreich war, kam niemand auf die Idee, daß sie unter einem Trauma oder einer traumabasierten Dissoziation leiden könnte.

Ihre Diagnose verstehen

Weil die Theorie der Strukturellen Dissoziation eine Art, die Persönlichkeit chronisch traumatisierter Menschen zu verstehen, beschreibt, steht sie mit einer Reihe von Diagnosen im Einklang, die klinische Psychologen und Psychiater stellen, darunter

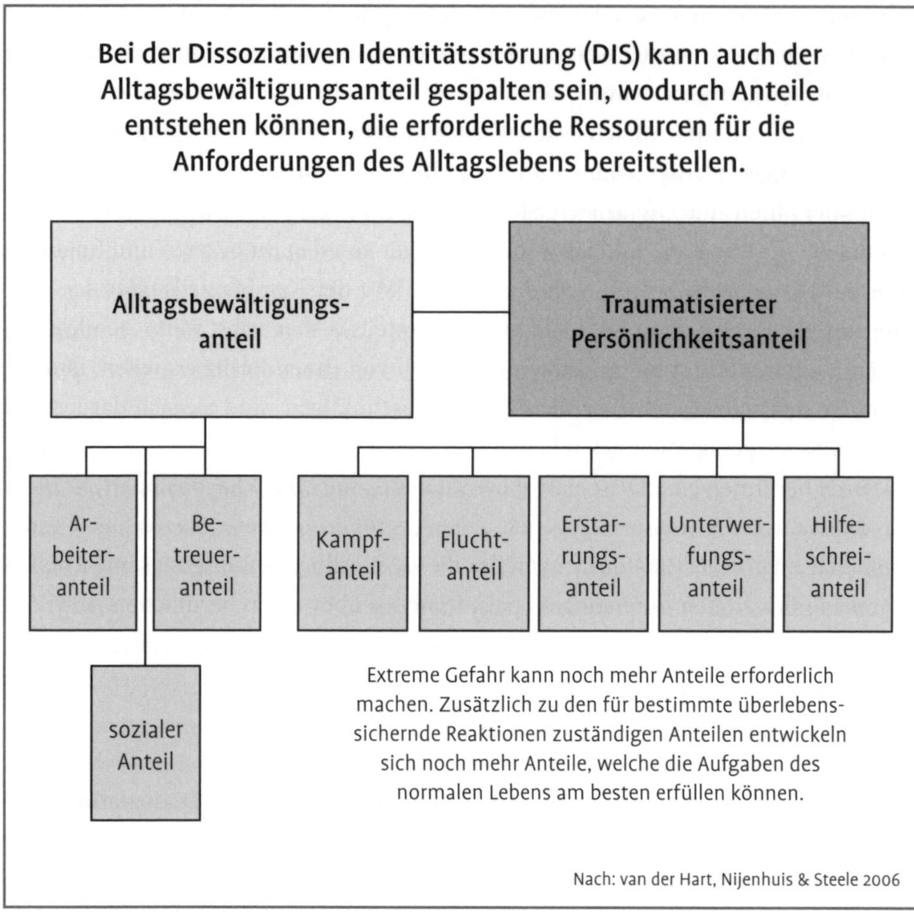
Bei der Dissoziativen Identitätsstörung (DIS) kann auch der Alltagsbewältigungsanteil gespalten sein, wodurch Anteile entstehen können, die erforderliche Ressourcen für die Anforderungen des Alltagslebens bereitstellen.
Alltagsbewältigungs-anteil
Traumatisierter Persönlichkeitsanteil
Ar-beiter-anteil
Be-treuer-anteil
sozialer Anteil
Kampf-anteil
Flucht-anteil
Erstar-rungs-anteil
Unterwer-fungs-anteil
Hilfe-schrei-anteil
Extreme Gefahr kann noch mehr Anteile erforderlich machen. Zusätzlich zu den für bestimmte überlebens-sichernde Reaktionen zuständigen Anteilen entwickeln sich noch mehr Anteile, welche die Aufgaben des normalen Lebens am besten erfüllen können.
Nach: van der Hart, Nijenhuis & Steele 2006

ABBILDUNG 7.4 Hilfe vom Alltagsbewältigungsanteil bekommen

Komplexe PTBS, Borderline-Persönlichkeitsstörung (BPS), Dissoziative Identitätsstörung (DIS) und Nicht Näher Bezeichnete Dissoziative Störung (NNBDS). Falls Ihnen jemals eine dieser Diagnosen gestellt wurde, sollten Sie bedenken, daß alle Traumatisierten, die ihr Überleben durch Abspaltung von Anteilen gesichert haben, eine solche Diagnose erhalten. Die Bezeichnungen bedeuten nicht, daß sie unter einer psychischen Krankheit leiden. Im folgenden wird erläutert, inwiefern Sie die erwähnten Diagnosen als Manifestationen Ihrer Anteile verstehen können.

Die Diagnose einer Borderline-Persönlichkeitsstörung (BPS) (sie ist bei Menschen mit abgespaltenen Anteilen die häufigste Diagnose), bedeutet nur, daß es bei Ihnen einen sehr starken um Hilfe rufenden Anteil und einen sehr starken kämpfenden Anteil gibt, weshalb es Ihnen einerseits schwerfällt, Trennung, Alleinsein, Enttäuschung und

Einsamkeit zu ertragen (der Hilfeschreianteil), und andererseits, Wut und Impulse, sich selbst zu verletzen (der Kampfanteil), zu ertragen, wenn bei Ihnen der um Hilfe rufende Anteil getriggert wurde. Sie können trotzdem beruflich und als Elternteil gute Arbeit leisten – oder Sie stellen fest, daß diese Anteile selbst in den letztgenannten Bereichen getriggert werden können, wodurch Ihre Situation noch schwieriger wird.

Falls bei Ihnen eine Dissoziative Störung diagnostiziert wurde, liegt eine deutlicher erkennbare Spaltung vor, und Sie werden häufiger von den Emotionen und Impulsen Ihrer Anteile beherrscht (z. B. von der starken Wut des Kampfanteils oder der Hoffnungslosigkeit und Scham des Unterwerfungsanteils). Aber selbst wenn Sie nicht verstehen, warum diese starken Gefühle so schnell von Ihnen Besitz ergreifen, und Sie entweder sich selbst oder die andere Person beschuldigen, sind Sie sich darüber im klaren, was Sie gesagt oder getan haben.

Wurde bei Ihnen eine Dissoziative Identitätsstörung (DIS) diagnostiziert, ist nicht nur die Zahl Ihrer traumabezogenen Anteile größer, sondern Sie verfügen wahrscheinlich auch über Ressourcenanteile, die dem Alltagsbewältigungsanteil helfen oder seine Prioritäten unterstützen, beispielsweise über einen beruflichen Anteil, einen Elternanteil oder einen Anteil mit besonderen Talenten oder sozialen Fähigkeiten (siehe Abbildung 7.4).

Benutzen Sie **Arbeitsblatt 21: Anzeichen für Strukturelle Dissoziation,** um zu erforschen, wie Sie selbst die Spaltung erleben. Stellen Sie fest, ob es von Nutzen ist, an die unterschiedlichen Reaktionen zu denken, die Sie häufig als Reflexionen verschiedener Anteile erleben. Insbesondere wenn Sie innere Kämpfe oder paradoxe Reaktionen erleben, sollten Sie untersuchen, ob es Konflikte zwischen Anteilen gibt.

Außerdem haben die Selbstanteile eines Menschen mit DIS ein Eigenleben: Sie können den Körper usurpieren und unabhängig von Bewußtsein agieren. Der zuverlässigste Indikator für DIS ist, daß Sie Dinge gesagt oder getan haben, an die Sie sich nicht erinnern.

Als Celia, eine erfolgreiche Organisationsberaterin, ihren Lebenslauf ergänzen wollte, stellte sie überrascht fest, daß sie im Jahre 1990 einen Preis gewonnen hatte, sich daran aber nicht erinnern konnte. Und sie konnte sich auch nicht daran erinnern, weswegen sie ihn gewonnen hatte! Sie vermutete seit langem, daß sie unter einer DIS litt, und durch diese Entdeckung sah sie ihren Verdacht bestätigt. Auch Annie entdeckte beunruhigende Anzeichen für eine DIS-Diagnose, als sie einen Brief von ihrem ältesten Freund erhielt, der sie bat, nie mehr Kontakt zu ihm aufzunehmen. »Ich werde dir nie vergeben, was du vorige Woche zu mir gesagt hast – es war grausam, und ich möchte niemals mehr so verletzt werden.« Weil sie sich absolut nicht daran erinnern konnte, daß sie in letzter Zeit mit diesem Freund gesprochen hatte, konnte sie sich den Grund seiner Wut nicht vorstellen und auch nicht, was sie zu ihm hätte gesagt haben können.

Erkennen von Anzeichen und Symptomen für eine Strukturelle Dissoziation

Das Modell der Strukturellen Dissoziation sagt voraus, daß Symptome wie Fragmentierung, Depersonalisation, das Gefühl, den eigenen Körper zu verlassen, Integrationsstörungen und innere Konflikte zwischen Persönlichkeitsanteilen als Nachwirkungen traumatischer Erlebnisse zu erwarten sind, ganz abgesehen von den noch häufigeren PTBS-Symptomen wie Flashbacks und Taubheitsempfindungen.

Wenn Sie sich nicht sicher sind, ob bei Ihnen eine Strukturelle Dissoziation vorliegt, können Sie untersuchen, ob einige der folgenden allgemeineren Probleme in Ihrem Leben eine Rolle spielen:

- **Nur bedingter Nutzen einer Therapie** Sie haben bei Therapeuten Hilfe gesucht, aber die therapeutische Arbeit mit ihnen hat keine nennenswerten Fortschritte gebracht und Ihnen auch nicht zu mehr Klarheit verholfen. Die Therapien, die Sie ausprobiert haben, waren für Sie beschwerlich, turbulent oder überwältigend, haben Sie also nicht unterstützt und sich nicht als nützlich erwiesen; oder Ihre Symptome sind durch diese Arbeit sogar noch stärker geworden, statt nachzulassen.
- **Somatische Symptome** Sie haben eine ungewöhnliche Schmerztoleranz oder eine ungewöhnlich starke Sensibilität für Schmerz, bekommen Migränekopfschmerzen oder haben ein ungewöhnliches Schlafbedürfnis, fühlen sich aber nie ausgeruht. Gelegentlich leiden Sie unter Schwindelgefühlen, Übelkeit und/oder Erbrechen, und Psychopharmaka waren Ihnen nie nützlich (entweder waren die Nebenwirkungen zu stark, oder die Mittel haben gar nicht gewirkt).
- **Gedächtnissymptome** Sie haben Schwierigkeiten, sich daran zu erinnern, wie Sie einen bestimmten Tag verbracht haben; oder Sie finden heraus, daß Sie an Gesprä-

chen oder Aktivitäten beteiligt waren, an die sich andere Beteiligte erinnern, Sie jedoch nicht. Vielleicht haben Sie unter Blackouts gelitten, obwohl Sie weder Alkohol getrunken noch Genußdrogen konsumiert haben; oder Sie verfahren sich mit Ihrem Auto oft, obwohl Sie sich in einem bekannten Gebiet bewegen, beispielsweise auf dem Weg von der Arbeit nach Hause. Oder Sie merken plötzlich, daß Sie vergessen haben, wie man etwas sehr Einfaches und Vertrautes tut.

- **Subtile Anzeichen für Spaltungen** Sie erfüllen Ihre Aufgaben im Beruf und als Elternteil gut, obwohl Sie sich oft oder gelegentlich überwältigt, verlassen, deprimiert, beschämt oder suizidal und zu selbstzerstörerischem Handeln getrieben fühlen.

Falls einige dieser Punkte bei Ihnen zutreffen, könnte eine Strukturelle Dissoziation vorliegen. Das größte Problem für Menschen, die unter einer Strukturellen Dissoziation leiden, ist die Wirkung traumabezogener Trigger auf ihre abgespaltenen Anteile. Trigger führen zur Usurpierung des für die Alltagsbewältigung zuständigen Anteils durch andere Anteile, wodurch es zu inneren Kämpfen kommen kann. Beispielsweise könnten Sie durch die Furcht eines Anteils davor, das Haus zu verlassen, in der Erledigung Ihrer täglichen Pflichten behindert werden, und Ihre Wünsche nach mehr Nähe und Freundschaft können durch das Mißtrauen Ihres kämpfenden Anteils gegen all jene, mit denen Sie eine Beziehung verbindet, hintertrieben werden. Die inneren Kämpfe spiegeln sich in verschiedenen Schwierigkeiten beim Denken, bei der Entscheidungsfindung und beim Umgang mit Ihren Symptomen und Impulsen. Es folgt eine Liste, in der konkreter beschrieben wird, wie die Präsenz strukturell dissoziierter Anteile in Ihrem Leben zum Ausdruck kommen kann.

- **Hinweise auf die Existenz von Kind-Anteilen** Manchmal fühlen Sie sich klein, und Ihre Körpersprache ist unabhängig von Ihrem tatsächlichen Alter die eines sehr jungen Menschen. Manchmal können Sie plötzlich nicht mehr sprechen, Sie sorgen sich häufig, zurückgewiesen und verlassen zu werden, es fällt Ihnen schwer, allein zu sein, oder Sie brauchen Hilfe beim Erledigen der simpelsten Dinge (z. B. Einkaufen, Kochen, Autofahren, Einschalten des Computers).

- **Muster der Unentschlossenheit** Es fällt Ihnen schwer, auch nur kleine alltägliche Entscheidungen zu treffen und sich Aktivitäten, Beziehungen oder einer bestimmten Arbeit zu widmen. Vielleicht haben Sie bei sich ein Muster entdeckt, dem zufolge Sie sich zunächst etwas vornehmen, es sich dann aber anders überlegen oder sich sehr schnell einer neuen Arbeit oder Beziehung zuwenden, und schließlich lösen sich alle Ihre Bemühungen in Wohlgefallen auf. Manchmal verhalten Sie sich sehr verantwortungsbewußt, insbesondere anderen gegenüber, wohingegen Sie in anderen Situationen eher sehr verantwortungslos sind, gewöhnlich wenn es um Sie selbst geht.

- **Muster selbstschädigenden und süchtigen Verhaltens** Trotz Ihres Engagements für Ihre Familie oder Ihre Arbeit stellen Sie fest, daß Sie sich für die Art, wie Sie sich verhalten, niemals bewußt entscheiden würden. Beispielsweise könnte es sein, daß Ihr für die Bewältigung des Alltagslebens zuständiges Selbst schwört, daß Sie abends nicht mehr übermäßig viel essen werden – und einige Stunden später erwischen Sie sich dabei, wie Sie auf dem besten Weg sind, eine große Schachtel Eiscreme vollständig zu verzehren.
- **Schwierigkeiten damit, »hier und jetzt – im gegenwärtigen Augenblick – da zu sein«** Während Ihr Alltagsbewältigungs-Selbst versucht, Gedanken über die Vergangenheit zu vermeiden, sind Ihre traumabezogenen Anteile ständig mit Gefahr, Angst, Wut, Traurigkeit oder Einsamkeit beschäftigt.
- **Schwierigkeiten mit dem Beruhigen oder auch nur Managen** der überwältigenden Emotionen und Impulse der Anteile. Selbst wenn Ihr normales Leben sehr sicher und stabil ist, können die traumabezogenen Anteile traumatische Trigger als Anzeichen dafür deuten, daß Sie sich in der gleichen Gefahr befinden, vernichtet, gedemütigt oder verlassen zu werden, wie Sie es in Ihrer Kindheit erlebt haben.

Hätte Geraldine diese Informationen über die Strukturelle Dissoziation zur Verfügung gehabt, hätte sie mit diesem Modell etwas anfangen können. Sie empfand die Furcht und Verletzlichkeit, die sie erlebte, nicht so, als gehe es dabei um die Person, als die sie sich selbst kannte. Doch kein Therapeut schien ihr helfen zu können, dies zu verstehen oder das, was geschehen war, zu heilen. Im Laufe eines Erlebnisses, das sie als »Nervenzusammenbruch« bezeichnete, entdeckte Geraldine etwas, das ihr half: Schmerzmittel. Nach einer Zahnextraktion erhielt sie ein opiathaltiges Schmerzmittel, das sie nicht nur von ihren körperlichen Schmerzen befreite, sondern auch ihren Körper beruhigte und ihre Emotionen erträglich machte. Schon bald benutzte sie dieses Mittel zunächst einmal und nach einer Weile mehrmals täglich. Sie war süchtig geworden, ohne sich darüber im klaren zu sein, weil dieses Verhalten von ihrem Fluchtanteil getrieben wurde, und obwohl sie sich dessen, was sie tat, bewußt war, kam ihrem Alltagsbewältigungs-Selbst nie in den Sinn, daß das Schmerzmittel ihr schaden würde. Hätte ihre Tochter das Mittel eingenommen, wäre ihr klar gewesen, daß diese Angewohnheit gefährlich war. Weil der Drogenkonsum jedoch ein Impuls ihres Fluchtanteils war, war sie nicht völlig damit in Kontakt.

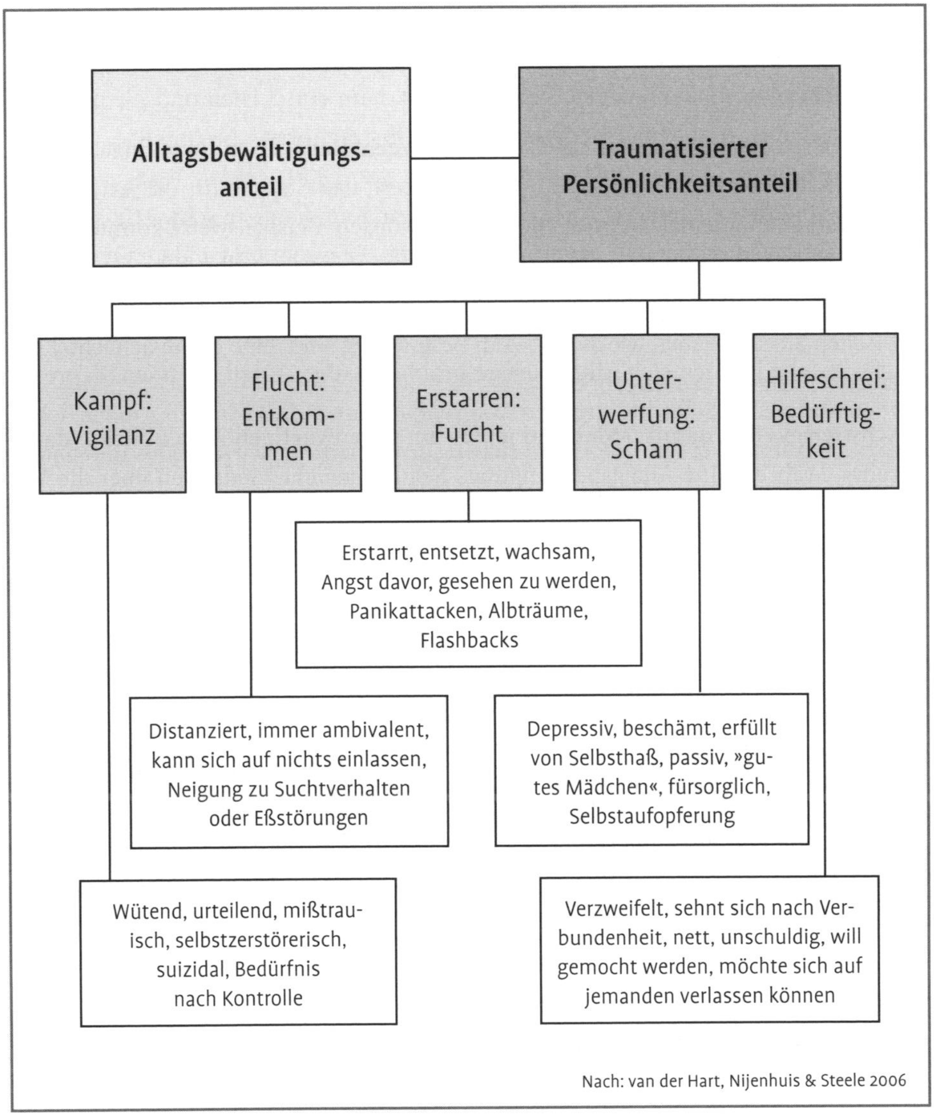

ABBILDUNG 7.5 Herausfinden, wer ich bin

Wenn traumabezogene Anteile getriggert werden, reagieren sie mit für sie charakteristischen Verhaltensweisen, die unterschiedliche Defensivreaktionen spiegeln, wie Abbildung 7.5 sie zeigt. Der Erstarrungsanteil entwickelt vielleicht eine Agoraphobie; der Unterwerfungsanteil könnte sich ins Bett verkriechen und sich schämen oder depressiv und hoffnungslos werden; und der hypervigilante Kampfanteil könnte andere Menschen durch Gereiztheit, Mißtrauen oder Reserviertheit von sich wegstoßen.

Suizidale oder zur Selbstschädigung neigende Anteile, die einem Kind einmal das Gefühl vermittelt haben, es hätte eine gewisse Kontrolle über seine Situation (»Wenn es zu schlimm wird, kann ich sterben. Ich kann dann einschlafen und nie mehr aufwachen«), haben manchmal weiterhin starke selbstzerstörerische Impulse, wenn sie durch Bedrohung, Verlust oder Verletzlichkeit getriggert werden – sogar die Verletzlichkeit anderer Anteile zu ertragen, kann für Kampfanteile schwierig sein. Die Fluchtreaktion kann Suchtverhalten, Eßstörungen, Sexsucht und andere Quellen der Entlastung (oder der »Flucht«) von überwältigenden traumabezogenen Gefühlen und Empfindungen fördern. Und in Reaktion auf das Ausagieren der Kampf-oder-Flucht-Anteile können sich unterwürfige und bedürftige Anteil schämen, depressiv werden und sich in Selbsthaß ergehen, während die um Hilfe rufenden Anteile flehen, nicht verlassen zu werden. Oft fühlen sich Traumatisierte verwirrt, hilflos und von all diesen unterschiedlichen Gefühlen und Reaktionen sogar überwältigt. Sie haben das Gefühl, ihr Leben gerate noch stärker außer Kontrolle.

Benutzen Sie **Arbeitsblatt 22: Die Sprache der Anteile sprechen,** um sich in der Sprache der Anteile zu üben und sich von deren Empfindungen und Impulsen zu lösen. Zeichnen Sie in der linken Spalte die Empfindungen oder Reaktionen auf, die Sie in sich selbst bemerken, und übersetzen Sie in der rechten Spalte die Gefühle in die Sprache der Anteile.

Vorbereitung auf die Arbeit an traumabezogener Dissoziation und abgespaltenen Anteilen

Aus früheren Kapiteln wissen wir, daß sowohl spontanes Triggern als auch absichtliches Erinnern zur Aktivierung des Autonomen Nervensystems in Verbindung mit der Deaktivierung des Präfrontalkortex oder des denkenden Gehirns führen (van der Kolk 2014/2015). Wir *fühlen* uns gefährdet, sind aber nicht in der Lage, das tatsächliche Ausmaß der akuten Bedrohung einzuschätzen. Wiederholte Reaktivierung überlebenssichernder Reaktionen (Furcht, Scham, Kurzatmigkeit, körperliche Anspannung, Rückzug, Kollaps, Rage, der Impuls, sich zu verbergen, sogar Gefühle der eigenen Wertlosigkeit und Schuld) sensibilisieren Gehirn und Körper zunehmend, damit sie auf Erinnerungen an ein erlebtes Trauma *noch stärker* automatisch reagieren. Dadurch kann ein Teufelskreis entstehen – der sich noch katastrophaler auswirkt, wenn nicht nur der Körper, sondern auch die traumabezogenen Anteile getriggert werden.

Um uns mit den Problemen der Spaltung auseinandersetzen und diesen Teufelskreis zu durchbrechen, müssen wir zunächst in der Lage sein, den Präfrontalkortex »einzuschalten«. Ohne das wahrnehmende Gehirn ist es unmöglich, an der Genesung von einem Trauma zu arbeiten. Benutzen Sie die Diagramme und Arbeitsblätter in diesem Buch, um sich immer wieder an Trigger und Situationen, in denen Sie getriggert werden, an das Toleranzfenster und das Modell der Strukturellen Dissoziation zu erinnern. Die folgenden Empfehlungen im Blick zu behalten und sie zu üben, kann Ihnen helfen, den Präfrontalkortex zu benutzen, um die traumabezogenen Anteile zu beobachten, statt sich von deren Emotionen oder Impulsen mitreißen zu lassen.

1. **Nehmen Sie grundsätzlich an, daß Ihre intensiven und intrusiven Emotionen, Gedanken und Impulse Kommunikationen von Selbstanteilen sind.** Das gleiche gilt für Taubheitsempfindungen und Energieverlust. Diese Darstellung mag übertrieben vereinfachend sein, aber sie ist besser als anzunehmen, alle Ihre Qualen würden spiegeln, daß sich Ihr ganzes Selbst verletzt, wütend, beschämt oder verängstigt fühlt. Kinder und Erwachsene gehen mit Leiden unterschiedlich um. Als Erwachsene haben wir mehr Möglichkeiten, unsere Emotionen zu beruhigen oder mit ihnen fertig zu werden, und wir können besser beeinflussen, wie wir uns ausdrücken. Die traumatisierten Kindanteile können mit Leiden nur umgehen, indem sie agieren oder reagieren; ihnen ist es nicht möglich, realistisch zu prüfen, wie es um ihre Sicherheit bestellt ist.

   Deuten Ihre Anteile eine traumatische Aktivierung als Gefahr, und Sie schließen sich dieser Sicht an, wird Ihr Bedrohungsgefühl immer wieder verstärkt. Wenn wir im Leiden jedoch die Kommunikation eines jüngeren Teils von uns erkennen, können wir unsere Beziehung zu den Gefühlen und Impulsen oder zum Mangel an Gefühl verändern. Wir können dann neugieriger und interessierter sein, statt überwältigt zu reagieren, und wie wir wissen, verstärkt Neugier die Aktivität im Präfrontalkortex. Wenn Sie erkennen, daß Ihr Geist und Körper in jedem Augenblick durch den emotionalen und physiologischen Input der traumabezogenen Selbstanteile beeinflußt werden, stimuliert das auch Ihr denkendes Gehirn. Sobald Sie die Anzeichen dafür zu erkennen vermögen, daß bestimmte Anteile getriggert werden, kann Ihr denkendes Gehirn besser arbeiten, Ihr Nervensystem beruhigt sich, und Sie können damit beginnen, die Anteile zu beruhigen und ihnen Hoffnung zu vermitteln.

2. **Üben Sie sich darin, Ihr Alltagsbewältigungs-Selbst von Ihren traumatisierten Anteilen zu unterscheiden.** Wenn wir im chronologischen Sinne erwachsen sind, haben wir ein Erwachsenen-Selbst, so erschöpft, demoralisiert oder funktionsunfähig es auch sein mag. Vielleicht sind Sie sich Ihres Alltagsbewältigungsanteils kaum bewußt, weil Ihre Aufmerksamkeit auf die überwältigenden Emotionen oder das unbegreifliche Verhalten der Anteile, auf die Sie keinerlei Enfluß zu haben glauben, fixiert ist. Oder Sie sind sich zwar darüber im klaren, daß mit dem Erwachsensein bestimmte Kompetenzen verbunden sind, etwa die Fähigkeit zu denken, sich Wissen und Fertigkeiten anzueignen, für andere zu sorgen oder bestimmte Aufgaben zu erledigen, aber Sie halten diese Zustände für ein falsches Selbst, statt sie als ein stabileres, aufmerksames und funktionsfähiges Selbst zu erleben.

   Oft ist es von Nutzen, sich darüber klar zu werden, welche Rollen der Alltagsbewältigungsanteil in Ihrem heutigen Leben spielt – beispielsweise geht er zur Arbeit, kümmert sich um ein Kind, tritt zur Außenwelt in Kontakt, unternimmt Dinge mit Freunden oder widmet sich einem Hobby. Selbst wenn Sie sich für inkompetent und unehrlich halten, sollten Sie glauben, daß alle genannten Aktivitäten Beweise für die Vitalität und Gesundheit Ihres Alltagsbewältigungsanteils sind.

   Und achten Sie schließlich auch darauf, was *nicht* dieses Selbst ist – beispielsweise wenn Sie sich im Beruf klein und überwältigt fühlen oder während eines Festessens mit einem Freund oder Partner hoffnungslos oder depressiv. Gewöhnen Sie sich an, grundsätzlich anzunehmen, daß Gefühle der Verletzlichkeit einem viel jüngeren Selbstanteil zuzuordnen sein müssen, der sich überwältigt fühlt, beispielsweise einem traumatisierten Kindanteil. Wenn Sie Wut empfinden und Ihrem Chef gegenüber sarkastisch werden, ist dann Ihr Alltagsbewältigungsanteil für diese Aktivität verantwortlich? Welcher Selbstanteil würde einer Autoritätsperson gegenüber Wut empfinden und sich um die Konsequenzen dieses Verhaltens nicht scheren? In welchem Alter und welchem Lebensstadium wäre dieses Verhalten oder die entsprechende Denkweise charakteristisch? In welchem Alter würden wir uns sorgen, verlassen oder nicht geliebt zu werden? Wenn Sie zu unterscheiden lernen, welche Aktionen und Reaktionen mit dem Alltagsbewältigungs-Selbst und welche mit unterschiedlichen Altern und Stufen der kindlichen Entwicklung verbunden sind, können Sie Ihre traumatisierten Anteile besser verstehen. Sie verkomplizieren Ihr Leben nicht absichtlich. Sie werden getriggert, und ihre Emotionen, Aktionen und Reaktionen werden von Furcht getrieben, nicht von Bösartigkeit. Wie es die Aufgabe jedes Erwachsenen ist, ist es auch die des Alltagsbewältigungsanteils, den jüngeren Anteilen das Gefühl zu geben, daß sie in Sicherheit, stabil und geschützt sind – eine Aufgabe, die immer mit dem Verstehen beginnt. Kinder oder Kindanteile, die sich gehört und verstanden fühlen, fühlen sich sicherer.

3. **Die Sprache der Anteile sprechen** Wenn Sie sich darin üben, die Sprache der Anteile zu sprechen und Symptome, Konflikte, intrusive Emotionen, impulsives Verhalten oder eine Unfähigkeit zu handeln als Kommunikation von Anteilen zu verstehen, wird es Ihnen leichter fallen, die Reaktionen der Anteile in jedem Augenblick zu verfolgen und neugierig zu bleiben. Außerdem unterstützt dies die Entwicklung einer weiteren wichtigen Fähigkeit, die *»unblending«* (»entmischen« – Schwartz & Sweezy 2020/2021) genannt wird. Weil Menschen von den emotionalen Reaktionen ihrer Anteile überflutet werden, »vermischen« sich die meisten von uns mit ihnen. Wir neigen zu »Ich«-Aussagen, durch die wir die Reaktionen der Anteile und unsere Identifikation mit ihnen verstärken und die Wahrscheinlichkeit unserer Reaktion auf ihre Gefühle und Impulse erhöhen. Wir spüren die Angst, Wut oder Scham und bezeichnen sie als *mein* Gefühl – beispielsweise: »Ich fühle mich heute sehr verängstigt« oder: »Ich fühle mich sehr deprimiert.« Anschließend versuchen wir, das betreffende Gefühl aufgrund des gegenwärtigen Kontexts zu deuten: »Ich glaube, daß ist so, weil ich demnächst dieses Vorstellungsgespräch habe.« Oft basieren unsere Handlungen auf unserer Deutung der Kommunikation von Anteilen: »Vielleicht sollte ich das Vorstellungsgespräch besser absagen – andererseits brauche ich wirklich einen Job.«

Giuliana fühlte sich immer wieder von Männern angezogen, die für sie nicht erreichbar waren (ihr »Bindungssuche um zu überleben«-Anteil) und fühlte sich von Männern abgestoßen, die sich ihrerseits zu ihr hingezogen fühlten (die Kampf- oder Fluchtanteile), und das galt insbesondere für liebenswürdige Männer, die selbst Nähe suchten. Obwohl Guiliana in ihrem Alltagsbewältigungsanteil generell sehr taktvoll war, stellte sie fest, daß sie von Männern, die für sie aufgeschlossen waren, gelangweilt oder angeekelt war und daß sie diese deshalb von sich stieß (ihr Kampfanteil). Gleichzeitig fand sie stets Gründe, das Verhalten für sie unerreichbarer Männer zu entschuldigen (ihr Bindungsanteil). In anderen Situationen fühlte sie sich allein und einsam. Mit ihren 45 Jahren sehnte sie sich nach einem Partner und einem Zuhause. Doch weil sie sich automatisch mit dem Anteil vermischte, der in einem bestimmten Augenblick reagierte, konnte sie den nie endenden inneren Konflikt über Beziehungen nicht auflösen, bis sie anfing, ihre unterschiedlichen Reaktionen als separate Anteile zu bezeichnen: »Ein

Teil von mir weiß es zu schätzen, wie geduldig und liebevoll Dennis mir gegenüber ist, etwas, das ich mir immer gewünscht habe. Ein anderer Anteil von mir empfindet dies als langweilig, und außerdem gibt es noch einen Anteil, der sich darüber beklagt, daß er sich ganz und gar nicht zu ihm hingezogen fühlt. Und wie könnte ich mit einem Mann zusammen sein, von dem ich mich nicht angezogen fühle? Das erscheint mir als plausibel; aber dann fällt mir wieder ein, wie stark die Anziehung war, die ich spürte, als wir uns das erste Mal trafen – vor allem aber muß ich mir vor Augen führen, was ich mir in einer Beziehung wünsche: Liebe und Respekt.«

Die Sprache der Anteile macht es uns leichter, darauf zu achten, daß die verschiedenen Anteile gegeneinander kämpfen. Wenn ich sage: »Ich bin depressiv«, dann signalisiert das, daß mein ganzer Körper und Geist depressiv ist. Sage ich hingegen: »Ein Anteil von mir ist depressiv«, kommt Empathie gegenüber dem betreffenden Anteil zum Ausdruck, und gleichzeitig wird angedeutet, daß es andere, nicht depressive Anteile gibt. Die Sprache der Anteile stärkt außerdem das Selbstmitgefühl: Wird ein Gefühl der Wut, Einsamkeit oder Beschämtheit zu einer Kommunikation eines jungen Anteils umgedeutet, können wir diesem Gefühl gegenüber mehr Empathie empfinden.

Um Klienten etwas über das Vermischen und Entmischen beizubringen, müssen wir als Therapeuten eine völlig andere Rolle spielen, als wir es normalerweise tun. Statt gegenüber traumabezogenen Emotionen Empathie zu zeigen und Klienten zu helfen, bei ihren Emotionen zu bleiben, müssen wir Traumatisierten zunächst beibringen, sich auf achtsame Weise von ihren Emotionen zu *distanzieren*, ihnen gegenüber dann Neugierde in ihrer Eigenschaft als impliziten nonverbalen Erinnerungen, die ein bestimmter Anteil bewahrt, zu entwickeln; und dann mit Hilfe der Sprache der Anteile bezüglich belastender Emotionen Neugierde zu zeigen: »Sie hat Angst, weil es im Moment schon so früh dunkel wird.« Indem Sie Ihren Zustand als vermischt zu erkennen lernen und sich dann um Entmischung bemühen, können Sie Ihre inneren Kämpfe besser verstehen und Entscheidungen oder Schlußfolgerungen vermeiden, die auf dem Input eines einzigen Anteils oder einer bestimmten Gruppe von Anteilen basieren.

Manchmal empfehlen Therapeuten ihren Klienten, die Sprache der Anteile nicht zu benutzen, weil dies die ohnehin bestehende Dissoziation oder Spaltung noch verschlimmern werde. Diese Sorge wäre nachvollziehbar, entspräche sie der Wahrheit. Doch wenn wir Gedanken, Gefühle und physische Reaktionen bemerken und sie als Manifestationen von Anteilen bezeichnen, fördern wir dadurch im Gehirn die sogenannte *integrative Aktivität*. Wir können Aspekte von uns nicht integrieren, wenn wir sie nicht als Teile unseres Ganzen erkannt und unterschieden haben.

Wie wir lernen können, unseren Anteilen zu helfen

Als nächstes müssen wir mehr Erfahrung darin sammeln, unseren eigenen Anteilen zu helfen oder sie zu beruhigen. Im folgenden werden nur einige der vielen Möglichkeiten beschrieben, Ihrem Nervensystem und Ihren Anteilen zu helfen, um zu erreichen, daß sie sich weniger überwältigt, reaktiv oder empfindungstaub fühlen. Wenn traumatische Reaktionen schwächer werden, lassen auch Ihre Reaktionen auf Trigger (und auch die Reaktionen anderer Menschen auf Ihre Reaktionen!) allmählich nach.

- **Nutzen Sie Ihre Zehn-Prozent-Lösungen von Arbeitsblatt 15.** Stellen Sie fest, welche darunter für Ihre *Anteile,* also nicht nur für Sie, am nützlichsten zu sein scheinen.

- **Lernen Sie, somatische Ressourcen zu nutzen.** Damit sind die Ressourcen der Sensumotorischen Psychotherapie (Ogden & Fisher 2015) gemeint. Nutzen Sie diese Dinge, um Ihr Nervensystem zu regulieren und allen Ihren Anteilen zu helfen. Beispielsweise können Sie Ihren Anteilen, indem Sie Ihre Füße auf dem Boden spüren, übermitteln, daß Sie sich sogar dann, wenn sie ausrasten, in der Erde verwurzelt fühlen. Indem Sie eine Hand auf Ihr Herz legen, können Sie einem verängstigten oder einsamen Anteil signalisieren, daß eine Person anwesend ist, die bereit ist, ihn zu unterstützen. Indem Sie Ihre Wirbelsäule aufrichten und Ihr Kinn ein wenig erheben, können Sie hoffnungslosen Anteilen Hoffnung vermitteln oder die Scham eines Anteils, der sich wertlos fühlt, verringern.

- **Üben Sie sich in den acht Selbst-Qualitäten** des IFS (*Inner Family Systems* – Schwartz 2001), die Abbildung 7.6 veranschaulicht. So stark wir auch traumatisiert worden sein mögen, wir können in jedem Fall neugierig *(curious)*, ruhig (*calm*), klar *(clear)*, mitfühlend *(compassionate)*, kreativ *(creative)*, mutig *(courageous)*, verbunden *(connected)* und zuversichtlich *(confident)* sein. Die Selbst-Qualitäten gehen nie verloren. Oft kann man sie einfach dadurch mobilisieren, daß man einen Anteil auffordert, einen Schritt zurückzutreten; oder das Zurücktreten mobilisiert die Selbst-Qualitäten spontan. Es ist aber auch nützlich zu versuchen, neugieriger zu sein, den eigenen Anteilen gegenüber mitfühlender und im Umgang mit ihnen kreativer oder ruhiger zu werden.

- **Lernen Sie, die innere Kommunikation und Kooperation zu fördern.** Traumatisierte Anteile haben keinen Grund, einem Menschen zu vertrauen, und sie

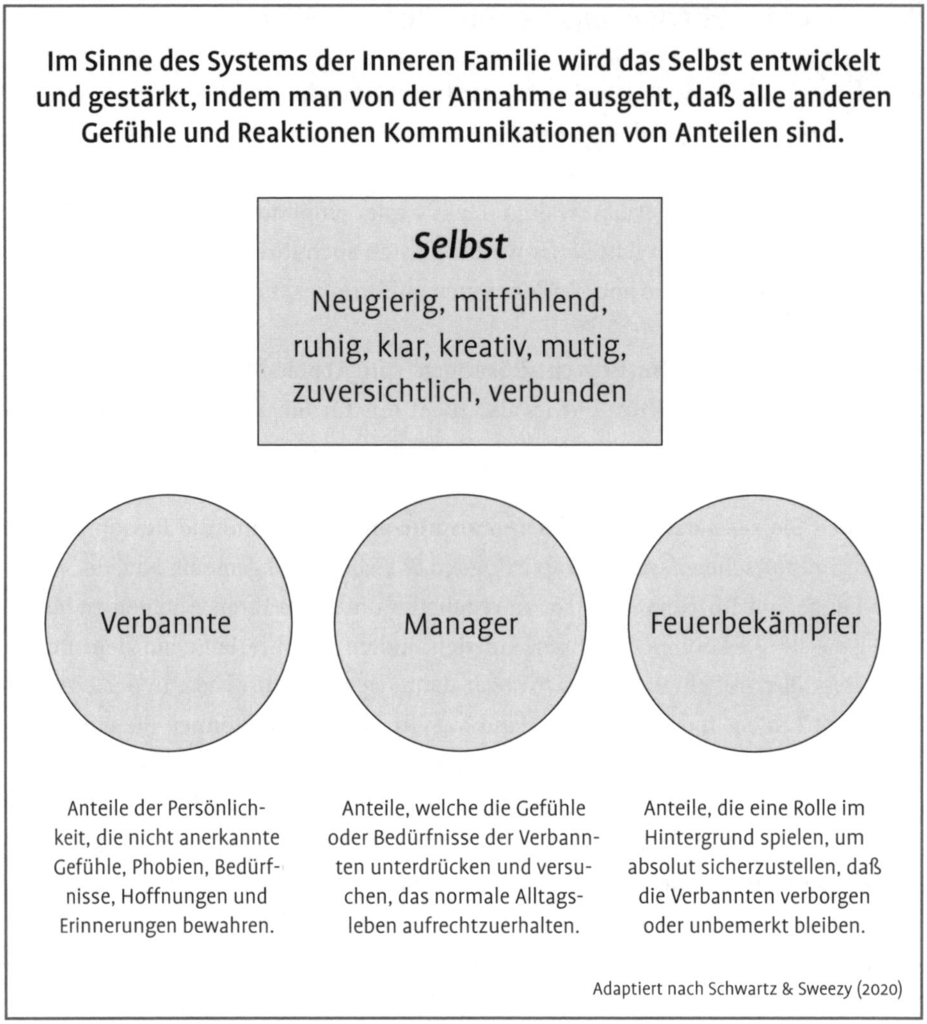

ABBILDUNG 7.6 Die acht Selbst-Qualitäten

vertrauen auch Ihrem Alltagsbewältigungsanteil nicht, wenn nicht zuvor daran gearbeitet wurde, eine Beziehung zu ihnen aufzubauen, und sie nicht das Gefühl entwickelt haben, daß Sie bei ihnen und für sie da sind. Üben Sie, mit sich selbst (also mit Ihren Anteilen) zu reden, indem Sie ihnen einfache Fragen stellen: »Was macht dir Sorgen, wenn ______________________________? Wie wird es dir helfen zu sterben? Wie wird das Gefühl der Hoffnungslosigkeit mir helfen?« Gehen Sie grundsätzlich davon aus, daß Anteile stets gute Absichten verfolgen und daß sie Ihnen nur zu helfen versuchen, in einer Welt zu überleben, die sie als gefährlich wahrnehmen. Versuchen Sie nicht, Anteile mit bestimmten Ereignissen zu verbinden. Sie sind entstanden, um Ihnen zu helfen, jene Ereignisse zu überleben. Es ist aber wichtig, zu bedenken, daß die Anteile *überlebensbezogen* sind, *nicht ereignisbezogen*.

Benutzen Sie **Arbeitsblatt 23: Stärken Sie Ihre Selbst-Qualitäten,** um Ihre Selbst-Qualitäten zu erforschen, zu erkennen und zu stärken. Wenn Sie über eine bestimmte dieser Qualitäten nicht zu verfügen glauben, sollten Sie sich fragen: »War ich in meinem ganzen Leben schon jemals auch nur eine Minute lang neugierig [oder mitfühlend oder mutig]?« Wir müssen diese Qualitäten nicht benutzen, um über sie zu verfügen, und das Arbeitsblatt soll Ihnen helfen, Ihre Selbst-Qualitäten zu stärken, um sie für Sie zu Ressourcen zu machen.

Damit wir Traumata als in der Vergangenheit liegende Erlebnisse empfinden können, müssen wir in der Lage sein, auch angesichts von Triggern bewußt und präsent zu bleiben, das Auf und Ab des normalen Lebens zu ertragen und dafür zu sorgen, daß sich alle Anteile im Körper sicher fühlen. Das kostet Zeit und erfordert Übung, aber sobald Sie jetzt hier sein und Ihren Anteilen helfen können, sich mit Ihnen zu verbinden, werden Sie spüren, daß das Trauma vorüber ist und daß Sie es als etwas, das vor langer Zeit geschehen ist, erleben können.

Immer wenn Sie merken, wie ein Gefühl mit einem bestimmten Anteil verbunden ist – immer wenn Sie ein bestimmtes Alter oder einen bestimmten mentalen Zustand mit dem betreffenden Anteil verbinden, sollten Sie Neugier entwickeln oder ihn mit aktuellen Triggern in Verbindung bringen. So helfen Sie sich, alle Aspekte Ihres Ganzen zu sehen. Sie weisen keine Anteile zurück, und Sie ignorieren nicht einige und sind stolz auf andere – Sie heißen also alle Seiten und alle Aspekte von sich willkommen. So treffen Sie Vorbereitungen für Heilung und Auflösung, womit wir uns im folgenden Kapitel beschäftigen werden.

Das Modell der Strukturellen Dissoziation

Wie alt waren Sie, als Sie die ersten Traumata erlebten?

Prätraumatische Persönlichkeit

Alltagsbewältigungsanteil

Traumatisierter Persönlichkeitsanteil

Beschreiben Sie einige Ihrer Aktivitäten, die diese Seite von Ihnen spiegeln, etwa daß Sie sich um Ihr Haus kümmern, Rechnungen bezahlen und Arbeiten im Haus erledigen.

Beschreiben Sie, woran Sie erkennen, daß diese Seite von Ihnen aktiv ist, beispielsweise daran, daß Sie sich fürchten oder wütend sind oder niemanden sehen wollen.

Identifizieren traumatisierter Anteile

Wenn viele traumatische Ereignisse stattfinden, sind mehr Abspaltungen erforderlich, damit die einzelnen Anteile sich unterschiedlich gegen die Gefahren zur Wehr setzen können, mit denen das betroffene Individuum konfrontiert wird.

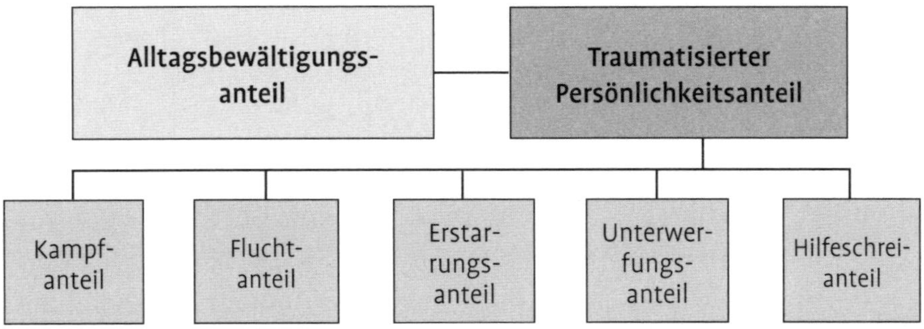

Erkennen Sie Ihren Kampfanteil? Wie?	Welche Anzeichen für eine Flucht fallen Ihnen auf?	Gibt es einen Anteil, der Furcht bewahrt?	Gibt es einen depressiven oder beschämten Anteil?	Gibt es einen einsamen, traurigen oder bedürftigen Anteil?

ARBEITSBLATT 20 – *Seite 2*

Erkennen Sie Ihren Kampfanteil? Wie?	Welche Anzeichen für eine Flucht fallen Ihnen auf?	Gibt es einen Anteil, der Furcht bewahrt?	Gibt es einen depressiven oder beschämten Anteil?	Gibt es einen einsamen, traurigen oder bedürftigen Anteil?

Anzeichen für Strukturelle Dissoziation

Die folgenden Beschreibungen könnten verschiedene Seiten von Ihnen erfassen. Markieren Sie alle auf Sie zutreffenden Punkte, und notieren Sie in der Spalte rechts, zu welchem Anteil das betreffende Gefühl oder Verhalten gehören könnte.

- ☐ In manchen Situationen funktionsfähig, in anderen nicht ________________
- ☐ überwältigende Emotionen ________________
- ☐ plötzlich auftretende starke körperliche oder emotionale Reaktionen ________________
- ☐ Ich habe oft das Gefühl, daß ich keinen Einfluß auf mein Tun und Reden habe. ________________
- ☐ Angst beherrscht mein Leben. ________________
- ☐ Ich fühle mich »besessen«. ________________
- ☐ Ich kann nicht aufhören, mich selbst zu verletzen. ________________
- ☐ Ich kann nicht aufhören, Alkohol zu trinken oder Drogen zu konsumieren. ________________
- ☐ Ich habe Pläne für die Zukunft, will aber nicht leben. ________________
- ☐ Ich habe das Gefühl, meinen Körper nicht unter Kontrolle zu haben. ________________
- ☐ Ich bin nie in der Lage, eine Entscheidung zu treffen. ________________
- ☐ Ich bin mir nicht sicher, ob andere mich akzeptieren. ________________
- ☐ Ich kann niemandem vertrauen oder vertraue anderen zu leicht. ________________
- ☐ Ich habe Angst davor, verlassen zu werden. ________________
- ☐ Völliges Chaos ________________
- ☐ Depression bestimmt mein Leben. ________________
- ☐ Ich hasse mich. ________________
- ☐ Wut bestimmt mein Leben. ________________
- ☐ Scham bestimmt mein Leben. ________________
- ☐ Ich stoße andere Menschen von mir weg. ________________
- ☐ Ich bin zu abhängig, zu bedürftig. ________________
- ☐ Ich weiß nicht mehr, wer ich bin. ________________
- ☐ Ich habe Probleme mit meinem Gedächtnis. ________________

Wie ist es für Sie, wenn Sie diese Reaktionen als Kommunikationen verschiedener Anteile von Ihnen verstehen?

____

____

Die Sprache der Anteile sprechen

Identifizieren Sie in der linken Spalte Ihre Gefühle oder Reaktionen, und übersetzen Sie diese in der rechten Spalte in die Sprache der Anteile.

Gefühl oder Reaktion	**Übersetzung**
☐ »Ich bin depressiv.«	☐ ______________________
☐ »Ich bin ein Versager.«	☐ ______________________
☐ »Ich will sterben.«	☐ ______________________
☐ »Es ist hoffnungslos.«	☐ ______________________
☐ »Ich bin wertlos.«	☐ ______________________
☐ »Niemand liebt mich.«	☐ ______________________
☐ »Ich will mich selbst verletzen.«	☐ ______________________
☐ »Mir geht es gut.«	☐ ______________________
☐ »Ich brauche nur einen starken Drink.«	☐ ______________________
☐ »Ich wünschte mir nur, daß all dies vorüber wäre.«	☐ ______________________
☐ »Ich vertraue niemandem.«	☐ ______________________
☐ »Ich bin so wütend, daß ich das Gefühl habe, ich könnte explodieren.«	☐ ______________________

Achten Sie darauf, ob es sich anders anfühlt, wenn Sie das Gefühl oder den Gedanken in der Sprache der Anteile ausdrücken:

____

____

____

Stärken Sie Ihre Selbst-Qualitäten

Benutzen Sie dieses Arbeitsblatt, um Ihre Selbst-Qualitäten zu notieren und wo in Ihrem Leben sie zum Ausdruck kommen. Denken Sie darüber nach, wie Sie diese Qualitäten stärken können.

Selbst

Neugierig, mitfühlend, ruhig, klar, kreativ, mutig, zuversichtlich, verbunden

Neugierde: ______________________________

Mitgefühl: ______________________________

Ruhe: ______________________________

Klarheit/Weitblick: ______________________________

Kreativität: ______________________________

Mut: ______________________________

Zuversicht: ______________________________

Verbundenheit: ______________________________

Denken Sie daran: Jeder Gedanke, jedes Gefühl, jeder Impuls und jede körperliche Reaktion, die keine Selbst-Qualitäten aufweist, ist eine Kommunikation eines Anteils!

8

Heilung und Auflösung von Traumata

Posttraumatischer Stress repräsentiert unser biologisches Erbe als menschliche Säugetiere. Nach einem Trauma bewirken unsere Überlebensinstinkte, daß unser Geist und Körper an die Vergangenheit gefesselt bleiben. Visuelle Bilder von solch einem Ereignis tauchen immer wieder in unserer Vorstellung auf. Unsere Sinne werden darauf fokussiert, potentielle Gefahren zu entdecken, und wir reagieren auf Geräusche, Anblicke und andere Menschen, als gehe von ihnen eine Gefahr aus. Auch unsere emotionalen und körperlichen Reaktionen werden verstärkt; wir könnten aufgrund dessen feststellen, daß wir entweder stärker als sonst oder gar nicht reagieren. Wir empfinden plötzlich entsetzliche Scham, können nicht mehr sprechen oder fügen uns in eine Situation, obwohl jede Faser unseres Seins »Nein!« sagen will. Oft werden wir von dem, was wir spüren oder fühlen, entweder überwältigt oder fühlen uns unerklärlich empfindungslos, und alles macht uns große Mühe. Manchmal läßt sich unmöglich voraussagen, wie wir auf etwas reagieren werden.

Ein Trauma hinterläßt einen nur geringen oder gar keinen Eindruck davon, daß etwas geschehen ist und daß dieses Ereignis einen Anfang, eine Mitte und ein Ende hatte. Wir spüren nicht viszeral, daß wir überlebt haben. Die Vergangenheit ist nicht verbunden mit einem klaren inneren Empfinden aufgelöst oder integriert worden, daß »das traumatische Ereignis vorüber ist – daß es hinter mir liegt – und daß ich es überlebt habe.« Noch Jahrzehnte später schämen sich Traumatisierte manchmal oder leiden unter hilfloser Wut – und ihnen ist nicht im Geringsten klar, daß sie schon seit langer Zeit wieder in Sicherheit sind. Intellektuell mag Ihnen klar sein, daß das traumatische Ereignis vorüber ist, aber Sie fühlen sich trotzdem nicht sicher oder normal, weil das Trauma in Ihrem Körper und Nervensystem weiterhin lebendig ist. Wie können Traumatisierte angesichts dessen, daß diese Geschichte nicht abgeschlossen wurde, ein Gefühl des Abschlusses oder der Auflösung entwickeln?

Die Vergangenheit anerkennen und mit der Gegenwart verbunden bleiben

Jahrzehntelang glaubten Experten, man könne die Auflösung eines Traumas nur durch Erinnern der traumatischen Ereignisse und Wiedererleben der unaufgelösten Emotionen bis zu deren Verschwinden erreichen. Diese Sichtweise ist zwar logisch plausibel, aber im Rahmen einer Traumabehandlung hat sie auf die Patienten nur zu oft eine nicht beabsichtigte gegenteilige Wirkung: Es kommt bei den Betroffenen nicht zu einer Linderung, sondern sie entwickeln zu allem Überfluß Scham, noch überwältigendere Gefühle und Selbsthaß sowie Impulse, ihren eigenen Körper zu schädigen oder schlimmstenfalls sogar, ihr Leben zu beenden. In den vierzig Jahren seit der Entstehung der Psychotraumatologie haben die klinischen Fachleute und die Traumatisierten selbst durch mißliche Erfahrungen gelernt, daß das Wiedererleben der traumatischen Vergangenheit mit höherer Wahrscheinlichkeit zu einem *Mißerfolg* als zur Auflösung der traumatischen Emotionen führt.

Wir wissen heute, daß Traumatisierte ihre Erlebnisse nicht wiederzuerleben oder auch nur zu erinnern brauchen, damit eine Traumabehandlung bei ihnen wirken kann. Allerdings *müssen* sie irgendeine Art von deutlichem körperlichem oder emotionalem Empfinden erleben können, demzufolge »es« vorüber ist und sie weiterhin hier sind. Wir müssen die Vergangenheit anerkennen und über ihr Erbe reflektieren können, ohne sie wiederzuerleben. Auch wenn traumabedingte Reaktionen immer wieder unsere Aufmerksamkeit auf sich ziehen, müssen wir lernen, zu anderen Bereichen unseres Geistes in Kontakt zu treten und die Ressourcen unseres Körpers und Geistes zu nutzen, um die körperlichen Reaktionen zu verändern, die unsere Traumatisierung aufrechterhalten.

Wenn das Ziel einer Traumabehandlung darin besteht, »hier, statt dort, zu sein«, wie Bessel van der Kolk es formuliert hat, muß jeder therapeutische Ansatz direkt oder indirekt mit der Gegenwart in Kontakt bleiben. Dieses Buch ist zwar nicht als Ersatz für eine traumakundige Behandlung gedacht, aber es kann die Grundbausteine liefern, die Ihnen helfen, zu einem inneren Empfinden von Sicherheit im gegenwärtigen Augenblick in Kontakt zu treten. Dies mag als nicht besonders schwierig erscheinen, aber das ist eine Täuschung. Wie Sie inzwischen wissen, besteht die Schwierigkeit darin, daß die impliziten oder nonverbalen Aspekte der Erinnerung immer wieder das Gefühl einer unmittelbar drohenden Gefahr hervorrufen. Wenn wir uns an ein traumatisches Ereignis erinnern oder wenn wir durch ein unscheinbares Signal im Hier und Jetzt getriggert werden, bereitet sich unser Körper automatisch auf eine Gefahr vor, denn ihm ist nicht klar, daß er mit einer Erinnerung an eine frühere Bedrohung konfrontiert ist, also nicht mit einer realen akuten Bedrohung in der Gegenwart. Und wenn der Präfrontalkortex ausfällt, weil unser Körper in den Überlebenssicherungsmodus wechselt, können wir nicht analysieren, was wir fühlen.

Woche für Woche berichtete Annie: »Es ist furchtbar, alles bricht zusammen. In meinem Leben gibt es zuviel Streß. Nichts hat sich verändert.« Doch als ich nachfragte, was genau denn los sei, berichtete sie: »Ich dachte, ich hätte einen ruhigen Nachmittag vor mir, aber dann rief mein Patenkind an und bat mich, sie zu ihrem Job zu fahren ... Es ist schon fast Herbst – und ich bin nicht auf den Winter vorbereitet ... Wir hatten den ganzen Sommer über keine einzige Party und kein Grillfest – niemand kommt mehr zu uns zu Besuch.« Im weiteren Verlauf des Gesprächs stellte sich heraus, daß die Bitte der Patentochter, sie zu fahren, bei Annie die Befürchtung aktiviert hatte, ihre Hilfsbereitschaft könnte mißbraucht werden; das Wegpacken von Gartenschläuchen, das Zusammenharken von Blättern und das Reinigen der Regenrinnen am Haus hatte sie wie Notfälle empfunden, um die sie sich sofort kümmern müßte; und die Ausdünnung der Familientreffen, weil Annies Kinder auf die Dreißiger zugingen, hatte bei ihr das Gefühl hervorgerufen, sie sei nicht mehr erwünscht und unwichtig. Diese normalen Alltagsbelastungen hatten Gefühlserinnerungen aktiviert, die beinhalteten, daß sie ausgenutzt werde, am Rande einer Katastrophe stehe und allein sei, was sie als sehr schmerzhaft empfand.

Die Auflösung der erlebten Traumata erfordert, daß wir unsere Beziehung zu dem, was geschehen ist, transformieren. Dies wird durch die Entwicklung der folgenden Fertigkeiten möglich, die alle in den vorherigen Kapiteln erläutert wurden:

- Erweitern des Toleranzfensters, so daß wir sowohl unsere impliziten Erinnerungen als auch die Belastungen, mit denen uns das normale Alltagsleben konfrontiert, als für uns zu bewältigen erleben können. Wir brauchen traumabezogene Gefühle nicht zu *mögen*, und das gilt sowohl für die Vergangenheit als auch für die Gegenwart. Aber wir müssen uns in der Lage fühlen, sie zu *ertragen*. Wenn wir in der Gegenwart bleiben, mit unseren Impulsen und Emotionen fertig werden und unser Denken aktiviert halten können, brauchen wir keine überwältigenden Gefühle wiederzuerleben und Empfindungen jeglicher Art nicht mehr auszuschalten.
- Die Gefühls- und Körperzustände, die auch nach einer erfolgreichen Behandlung weiter getriggert werden können, als implizite Erinnerungen erkennen, ganz gleich, ob wir über Bildvorstellungen oder eine Erzählung eines Ereignisses verfügen.

- Triggerreize zu erkennen lernen und getriggerte Zustände zutreffend als Reaktionen auf Ereignisse in der Vergangenheit bezeichnen (»Das ist eine Gefühlserinnerung oder eine Körpererinnerung«). Verzicht auf die Suche nach Beweisen jenseits begründeten Zweifels für das, was geschehen ist, und Verzicht auf Versuche, sich an jede Einzelheit dessen zu erinnern, was Sie tief innerlich über das Geschehene wissen.
- Belastende Gefühle oder Symptome als Strategien der Überlebenssicherung verstehen statt als Probleme oder Mängel, die behoben werden müssen.

Aus all diesen Gründen habe ich mich in diesem Buch darauf konzentriert, Ihnen zu erkennen zu helfen, wann sich Ihr Körper und Gehirn an in der Vergangenheit erlebte Gefahren erinnern. Wenn wir schließlich zu würdigen wissen, was es uns abverlangt hat, uns an eine gefährliche Umgebung anzupassen und mit Eltern zurechtzukommen, die zur Entwicklung einer sicheren Bindung nicht in der Lage waren, wird es möglich, trotz traumabedingter Triggererlebnisse und entsprechender Konditionierung völlig in der Gegenwart zu leben. Wir können dann eine heilende Erzählung entwickeln, in der das, was geschehen ist, als sinnvoll erscheint und die wiedergibt, wie es uns gelungen ist zu überleben.

Annies Gefühl, sich hinsichtlich ihrer Haus- und Gartenarbeit in einer Notsituation zu befinden, war eine Körpererinnerung, die mit der Gefahr zusammenhing, mit der sie und ihre Geschwister konfrontiert waren, wenn sie als Kinder ihre häuslichen Pflichten nicht rechtzeitig erfüllten. Die antizipierende Voraussage, sie werde benutzt, war die Gefühlserinnerung eines Kindes, das von den Erwachsenen in seinem Umfeld immer wieder sexuell mißbraucht, körperlich mißhandelt und emotional benutzt worden war. Und ihre Unfähigkeit, »nein« zu sagen, spiegelte die konditionierte Lernerfahrung, der zufolge es für sie sicherer sei, ihrer alkoholkranken Mutter zu helfen, mit ihrem Leben fertig zu werden, als abzuwarten, bis ihre Mutter sich gestreßt fühlte. Annies traumatische Erlebnisse lagen mittlerweile über vierzig Jahre zurück, aber sie fühlten sich trotzdem nicht so an, als seien sie vorüber.

Die Herausforderungen überwinden, die der Auflösung des Traumas im Weg stehen

Bessel van der Kolk (2014/2015) gibt uns eine simple Empfehlung für die Behandlung von Traumata: Die Genesung ist ein Prozeß, der darauf abzielt, »sich Körper und

Geist wieder zu eigen zu machen« (S. 243). Und er nennt vier Schritte auf dem Weg zu diesem Ziel:

1. »Eine Möglichkeit finden, sich zu beruhigen und zu refokussieren;
2. lernen, die wiedererlangte Ruhe [trotz Triggern, die Sie an die Vergangenheit erinnern] aufrechtzuerhalten;
3. eine Möglichkeit erschließen, in der Gegenwart völlig präsent zu sein und sich auf die Menschen in der Umgebung einzulassen;
4. sich selbst gegenüber keine Geheimnisse mehr zu haben, auch keine darüber, wie Sie es in der Vergangenheit geschafft haben, Ihr Überleben zu sichern.« (S. 243 f.)

»Eine Möglichkeit finden, sich zu beruhigen und zu refokussieren« ist eine andere Art zu sagen, daß die Auflösung eines Traumas eine Erweiterung des Toleranzfensters erforderlich macht, so wie wir es in Kapitel 3 erörtert haben. Durch Vergrößerung der Zahl der Zehn-Prozent-Lösungen in Ihrem Repertoire und indem Sie lernen, diese zu nutzen, wenn Trigger Ihr Nervensystem, Ihre Emotionen und Ihren Körper aktivieren, wird allmählich Ihr Gefühl, in der Gegenwart zurecht zu kommen, gestärkt. Wenn Sie sich in der Gegenwart befinden, sind Sie schon allein dadurch, daß Sie immer wieder »Ich werde getriggert« registrieren, besser in der Lage, auf Arbeit, Spiel, Erholung, Beziehungen und Freude zu fokussieren. Und wenn das Toleranzfenster erweitert wird, fühlen sich die meisten Menschen mit der Zeit in ihrem Alltagsleben und in ihren Beziehungen weniger stark getriggert oder sind besser in der Lage, sich vom Getriggert-Werden zu erholen.

Ein Leben nach dem Trauma ist kein Leben, in dem wir nie mehr getriggert werden, sondern ein Leben, in dem das Getriggert-Werden zwar ein Ärgernis für uns ist, aber keine Katastrophe und auch kein Grund, sich zu schämen. Ein Ärgernis erfordert nur Geduld und Weitblick, die Fähigkeit, »die wiedererlangte Ruhe [trotz Triggern, die Sie an die Vergangenheit erinnern] aufrechtzuerhalten« (van der Kolk 2014/2015, S. 244), was weniger Mühe kostet, weil wir besser mit den Dingen fertig werden.

> *Anne dachte darüber nach, wie weit sie mit ihrem Bemühen um Genesung gekommen war, aber sie empfand ihr Leben immer noch oft als unbefriedigend, trostlos, einsam und sinnlos. Ich forderte sie auf, diesem Muster gegenüber einmal einen Moment lang Neugierde zu entwickeln. »Wie könnte Ihnen dies zu überleben geholfen haben? Was, wenn Ihr Körper gelernt hätte, alle guten Gefühle und jeden Stolz zu blockieren, um Sie zu schützen?«*

Sie dachte über die Frage nach und antwortete dann: »Nun ja, ich erinnere mich, daß meine Mutter getriggert wirkte, wenn wir glücklich waren, und ganz sicher war sie das, wenn wir etwas geschafft hatten – sie schien auf die Erfolge ihrer Kinder eifersüchtig zu sein – und sie wurde dann noch aggressiver.« Dann erinnerte sie sich: »Wir konnten uns zu keiner Zeit aus der Deckung wagen – wir konnten es uns nicht leisten, uns zu entspannen. In unserem Leben gab es zu viele Menschen, die uns in jedem Moment etwas antun konnten. Wir konnten es uns nicht leisten, uns sicher, ruhig oder geliebt zu fühlen.« Was sie sagte, klang richtig und wahr. »Obwohl es in meinem Leben jetzt Menschen gibt, die mich lieben«, reflektierte sie, »kann ich das nicht genießen. ... Und selbst wenn ich einen guten Tag habe oder etwas Gutes tue, gelingt es mir nicht, mich deswegen gut zu fühlen. Das ist unglaublich! Dann ist nicht mein Leben das Problem, sondern die Art, wie mein Körper mir zu überleben geholfen hat!«

Wenn wir herausfinden können, wann wir getriggert werden, wird es uns möglich, »in der Gegenwart völlig präsent zu sein und sich auf die Menschen in der Umgebung einzulassen« (van der Kolk 2014/2015, S. 244). Verstehen wir Anzeichen für Getriggert-Werden – die Trigger selbst und die damit verbundenen Körperempfindungen und Emotionen – als bloße Erinnerungen oder bloße Empfindungen, haben deren Wirkungen keinen Bestand. Vor allem aber ist die Fähigkeit, das Getriggert-Werden nur zu registrieren, statt darauf zu reagieren, ein Akt des Sich-selbst-Akzeptierens. »Ich werde getriggert, weil ich ein Trauma erlebe, nicht weil ich ein schlechter oder unzulänglicher Mensch bin.« Indem wir das Erlebnis des Getriggert-Werdens als normal akzeptieren, akzeptieren wir uns selbst als normal, erkennen wir, daß wir das Beste tun, was wir tun können, und verstärken wir unser Gewahrsein, daß Getriggert-Werden eine Tapferkeitsmedaille ist – ein Zeugnis dessen, daß wir ein Trauma überlebt haben.

Aber sich selbst zu akzeptieren ist nicht leicht. Vielleicht ist für viele Traumatisierte die größte Hürde, den Selbsthaß und die Selbstentfremdung zu überwinden, die sie aufgrund von Mißbrauch, Mißhandlungen und Vernachlässigung oft entwickeln müssen. Kleine Kinder, die nicht erklären können, was sie erleben, beschuldigen und beschämen sich, verstummen und lehnen sich selbst ab – und all dies kann zur Verringerung der akuten Gefahr beitragen. Ein Kind (oder Erwachsener), das (oder der) sich selbst beschuldigt und dann Scham empfindet, hat keine Probleme damit, gesehen und nicht gehört zu werden, empfindet es als leichter, nachzugeben und sich aufzugeben, und als weniger schwierig, keine Bedürfnisse und eigenen Meinungen zu haben. Doch diese Anpassung, die in unserer Kindheit sehr sinnvoll gewesen sein mag, wird zur Hürde, wenn wir später genesen wollen. Sobald die Gefahr vorüber ist, müssen wir uns selbst akzeptieren und Selbstmitgefühl entwickeln, um an unserer Genesung arbeiten und unsere Wunden heilen zu können. Dies könnte die Inspiration für Bessel van der Kolks letzte Zutat in seinem Rezept für die Genesung gewesen sein: »Sich selbst gegenüber keine Geheimnisse mehr zu haben, auch keine darüber, wie Sie es in der Vergangenheit geschafft haben, Ihr Überleben zu sichern« (van der Kolk 2014/2015, S. 244). Indem wir akzeptieren, daß alle Lebewesen von ihrem Instinkt dazu getrieben werden, um jeden Preis zu überleben, können wir uns selbst alles vergeben, was wir getan haben, um lebendig zu bleiben oder um ein gewisses Maß an Einfluß auf unser Leben zu behalten. Anzuerkennen, daß extreme Maßnahmen erforderlich sein können, wenn man bedrohliche Umstände bewältigen, sich an sie anpassen und sie überleben will, ist eine Art zu sagen: »So habe ich überlebt; deshalb bin ich jetzt hier.«

Justin ertrug jahrelang, daß er von seinen psychisch kranken und substanzabhängigen Eltern mißhandelt und im Stich gelassen wurde. Schließlich warfen sie ihn sogar wegen »Ungehorsams« aus dem Haus, und er wurde zu einem obdachlosen Jugendlichen. Auf der Straße merkte er schnell, daß er nur durch Prostitution überleben können würde; aber um das ertragen zu können, mußte er high sein. Weil er einen Freund hatte, der Drogen-Dealer war, wurde er schnell heroinsüchtig, und manchmal verkaufte er aus Verzweiflung auch selbst Drogen. Dieser Zeit in seinem Leben schämte er sich zutiefst und verbarg sie deshalb sogar dann noch vor seinen Freunden und seiner Familie, als er es geschafft hatte, sich von den Drogen zu lösen und sogar ein College zu besuchen. Weil er Psychologie als Hauptfach gewählt hatte, gelang es ihm allmählich immer besser, diese Zeit in seinem Leben als seine spezielle Überlebensstrategie zu verstehen, und er entwickelte sogar einen gewissen Stolz, weil es ihm gelungen war, sich den Weg zurück zu einem gesunden, normalen Leben zu erkämpfen. »Wie ich überlebt habe, war nicht besonders schön, aber ich habe überlebt, und davon profitiere ich jetzt.

Lernen, sich auf den gegenwärtigen Augenblick hin zu orientieren

Es ist tragisch, daß die gleichen Defensivreaktionen, die uns früher einmal geholfen haben, am Leben zu bleiben, uns später daran hindern, die Tatsache zu würdigen, daß wir überlebt haben. Viele Traumatisierte sehnen sich nach Linderung, sehnen sich nach einem Gefühl des Stolzes und der Zuversicht, sehnen sich danach, sich nicht zu fürchten und nicht zu schämen. Doch weil Gehirn und Körper der Erwartung von Gefahr den Vorzug geben vor der Freude über das Ende der Gefahr, gibt es in der Regel nur wenig Linderung, oder die Linderung ist nur von kurzer Dauer. Unsere Sinne sind weiterhin auf potentielle Bedrohungen hin orientiert. Unser Körper mobilisiert nach wie vor auch bei den minimalsten Triggern Defensivreaktionen. Ob es gelingt, ein Trauma aufzulösen, hängt von der Fähigkeit eines Menschen ab, diese Muster aufzulösen. In den Kapiteln 2 bis 5 haben wir uns mit vielen verschiedenen Möglichkeiten, traumabedingte Reaktionen zu verändern, beschäftigt. Nehmen Sie sich diese Kapitel noch einmal vor, wenn Sie nicht mehr wissen, wie Sie mit beharrlich wiederkehrenden Triggern und ihrer zerstörerischen Wirkung fertig werden können.

Eine der wichtigsten Fertigkeiten, die Ihnen in dieser Phase Ihres Weges zur Genesung hilft, ist das, was *Orientierung* genannt wird (Ogden & Fisher 2015). Der Orientierungsreflex ist uns allen bekannt, und er ist uns so vertraut, daß wir ihn nur selten bemerken, obwohl wir alle ihn ständig benutzen. Wenn wir unseren Namen oder ein uns unbekanntes oder beunruhigendes Geräusch hören, drehen wir uns um und suchen nach der Ursache. Wenn wir einen Laden, einen Flughafen oder ein neues Gebäude betreten, halten wir inne und wir schauen uns um, weil wir herausfinden wollen, wohin wir gehen müssen. Als Eltern orientieren wir uns ständig auf unsere Kinder hin, um uns zu vergewissern, daß sie in Sicherheit sind. Die Frage »Wo ist er [oder sie]?« ist Eltern nur zu vertraut. Ebenso machen wir es mit unseren Haustieren. Instinktiv orientieren wir uns zunächst auf potentielle Gefahren hin, aber auch auf Nahrungsquellen hin, beispielsweise die Gemüseabteilung eines Lebensmittelgeschäfts oder anläßlich eines geselligen Treffens auf einen freundlich wirkenden Fremden hin.

Die instinktive Traumareaktion der Hypervigilanz ist eine Form von Orientierungsreaktion: Unser Gehirn und Körper suchen die Umgebung ständig nach Bedrohungen und Gefahren ab. Mißtrauen ist ein ähnliches Gefühl, das uns dazu bringt, auf jedes Anzeichen dafür zu achten, daß wir einer Situation oder einem Menschen nicht vertrauen können. Vertrauen hingegen erfordert, daß wir unsere Aufmerksamkeit auf Informationen richten, die unsere Überzeugung bestätigen, daß wir auf etwas oder jemanden vertrauen können. Um ein Trauma aufzulösen, müssen wir lernen, uns anders als bisher und realistischer zu orientieren. Solange unsere hypervigilante Orientierung uns auf Gefahr fokussiert hält, ist es uns physisch unmöglich, das Gefühl zu entwickeln, daß die Vergangenheit vorüber ist und wir nun in Sicherheit sind.

Annie haßte ihr Zuhause, schämte sich seiner und brachte oft ihr Entsetzen darüber zum Ausdruck, daß sie nach der Therapie wieder nach Hause gehen mußte. Sie bezeichnete ihre Wohnung als »Bruchbude«. Ich wußte jedoch, daß diese Beschreibung nicht zutreffen konnte, denn sie verwendete jede Woche zusammen mit ihrem Mann viel Zeit darauf, Haus und Grundstück in Ordnung zu halten. Ich schlug Annie vor, sich vorzustellen, daß sie nach einer Therapiesitzung nach Hause fahre und dann innehalte und sich vorstelle, sie stehe auf dem Zufahrtsweg und schaue sich um. Ich fragte sie: »Was sehen Sie, während Sie aus dem Auto steigen?«

»Ich sehe ein weißes Bauernhaus mit einem Zaun darum. Und ich spüre, wie sich mein Körper entspannt, wenn ich den Zaun sehe. Er strahlt eine Atmosphäre von Sicherheit aus.«

»Achten Sie auf den Zaun, und stellen Sie fest, worauf Ihr Blick sonst noch fällt.«

»Alles ist frisch gestrichen, und die Hintertür ist hellrot. Ich habe sie rot gestrichen, damit sie einladender wirkt.«

»Wie fühlen Sie sich, wenn Sie die rote Tür sehen?«

»Ich spüre ein warmes Gefühl, und ich bekomme Lust, ins Haus zu gehen.«

Ich forderte Annie auf, sich Raum für Raum vorzustellen, so ihr Zuhause zu durchschreiten und alles, was sie sehe, in sich aufzunehmen. Schließlich kamen wir zum Studio, mit dem Annie eine tiefe Bedeutung verband: Sie hatte zwei Jahre vorher mit ihrem Mann vereinbart, im Haus einen Zufluchtsort für sich zu schaffen, einen Ort, wo sie lesen, nähen oder sich ausruhen könnte, ohne gestört zu werden. Doch die Umwandlung des Gästezimmers in ihr Studio hatte triggernd gewirkt, weil bei ihr dadurch Überzeugungen reaktiviert worden waren, denen zufolge sie so etwas nicht verdient hätte, daß man es ihr wieder fortnehmen werde und daß sie anderen nicht zur Last fallen solle, indem sie einen ganzen Raum für sich allein beanspruche. Sie hatte sich das Studio trotzdem geschaffen.

Als sie sich vorstellte, sie schaue sich in ihrem Studio um und orientiere sich völlig darauf hin, spürte sie eine starke somatische Empfindung, im Hier und Jetzt zu sein. »Das ist mein Raum – mit den Farben, die ich mag, mit dem Quilt an der Wand, den ich selbst hergestellt habe, und mit meinem Tisch am Fenster.« Sie hatte ein Gefühl der Ehrfurcht und Freude, verbunden mit einem Gewahrsein dessen, wie stark sich dieser Raum von den Räumen im Zuhause ihrer Kindheit unterschied; er war ordentlich, farbenfroh und gemütlich. In den folgenden Wochen übte sie jedesmal, wenn sie getriggert wurde, sich auf ihr Studio hin zu orientieren. Sie mochte sich ängstlich, beschämt oder überwältigt fühlen, doch wenn sie sich in ihrem Studio umschaute (oder wenn sie sich auch nur vorstellte, sich dort umzuschauen), spürte sie, daß sich ihr Körper beruhigte, und sie entwickelte das Gewahrsein, daß sie hier, in ihrem neuen Zuhause, in Sicherheit war – so sicher, daß sie sogar ein eigenes Zimmer hatte.

Es kann sehr schwierig sein, sich auf etwas Positives hin zu orientieren zu lernen, wenn der eigene Körper auf die Umgebung instinktiv wie auf eine Bedrohung reagiert. Leider geschieht das nicht völlig automatisch, vielmehr erfordert es wiederholtes Üben: Man muß sich auf nicht-bedrohliche oder positive Stimuli hin orientieren, das eigene Toleranzfenster erweitern, sich bewußt dafür entscheiden, auf das, was sich gut anfühlt, zu fokussieren, und an der mit dem Erleben positiver Gefühle verbundenen Furcht und Scham arbeiten.

Das eigene Überleben würdigen: Die vier Schritte zur Freiheit

Annie sagte einmal: »*Ich bin froh, daß ich zu der geworden bin, die ich bin ... Ich bin zwar nicht froh über all die Traumata, die ich erlebt habe, und ich wünschte mir, das ich das nie hätte mitmachen müssen, aber ohne dies alles wäre ich nicht die Person, die ich bin.*«

Ein Leben nach dem Trauma muß von einem Gefühl des Stolzes, des Respekts oder der Ehrfurcht davor, daß wir überlebt haben, geprägt sein. Möglicherweise müssen wir den Anteilen von uns, die zu unserem Überleben beigetragen haben, danken, auch wenn die Art, wie sie (oder wir) überlebt haben, nicht besonders hübsch ist. Das Gefühl, daß wir eine dunkle Zeit durchlebt haben, es aber nun geschafft haben, der Dunkelheit zu entkommen, ist für die Genesung wichtig. Die Traumaerzählung kann ohne das Wissen darum, daß wir überlebt haben, keinen Abschluß finden. Doch weil posttraumatische Reaktionen offenbar entstanden sind, um die Wahrscheinlichkeit des Überlebens der frühen Menschen zu erhöhen, erfordert es harte Arbeit, sich zu vergegenwärtigen, daß wir überlebt haben.

Claudia Blacks »Four Steps to Freedom« (1999, S. 47) erläutert simple Schritte, die Traumatisierten helfen, den Weg zur Freiheit von ihrer eigenen Vergangenheit zu finden. Ich habe diese Schritte für Traumatisierte, die durch das Erinnern der Vergangenheit getriggert werden könnten, leicht abgewandelt.

- ▸ **Schritt 1** Nehmen Sie an, daß alles Leiden, das Sie erleben, durch Ihre Kindheit getriggert werden könnte und damit verbunden ist. [Das ist ein Vertrauensvorschuß, der unverzichtbar ist, wenn Sie von einem Trauma genesen wollen.]

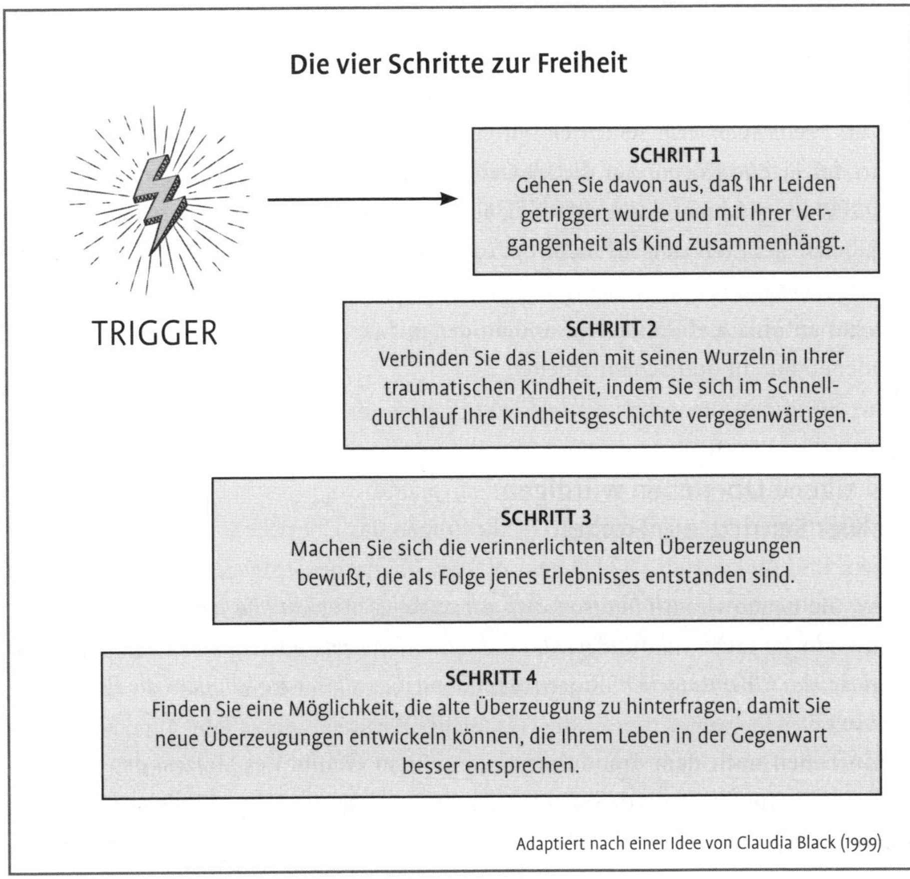

ABBILDUNG 8.1 Die vier Schritte zur Freiheit

- **Schritt 2** Verbinden Sie dieses Leiden mit seinen Wurzeln in der traumatischen Vergangenheit, indem Sie sich Ihre Kindheitsgeschichte schnell vergegenwärtigen und dabei darauf achten, wohin die Gefühle und Körperempfindungen, die Sie im Moment wahrnehmen, am besten passen. [*»Schnelles Vorspulen« bedeutet nicht länger als 20–30 Sekunden! Wenn Sie länger auf die Vergangenheit fokussieren oder länger daran denken, riskieren Sie, daß die Traumareaktionen aktiviert werden.*]

- **Schritt 3** Identifizieren Sie die alte verinnerlichte Überzeugung, die infolge jenes Erlebnisses entstanden ist. [*Fragen Sie sich: »Was würde jeder Mensch in dieser Situation bezüglich seiner selbst glauben?« Oder denken Sie über die negativen Überzeugungen nach, die Sie Tag für Tag am stärksten peinigen, und machen Sie sich bewußt, daß diese sich auf die Vergangenheit beziehen, nicht auf Sie persönlich.*]

▸ **Schritt 4** Finden Sie eine Möglichkeit, jene alte Überzeugung zu hinterfragen, damit Sie neue Überzeugungen entwickeln können, die besser zu Ihrem heutigen Leben passen. [*Sie hinterfragen diese Überzeugungen schon dadurch, daß Sie sie als »alt« bezeichnen. Das ist der erste Teilschritt. Der nächste besteht darin, eine neue potentielle Überzeugung zu entwickeln, beispielsweise »Ich mußte dies glauben, um überleben zu können« oder: »Diese Überzeugung hat mir geholfen zu überleben, weil sie mich dazu gebracht hat, mehr ... .«*] Man muß nicht zwingend eine neue positive Überzeugung entwickeln oder von sich selbst erwarten, daß man sie glaubt. Es geht nur darum, die alten Überzeugungen zu hinterfragen.

Wenn Sie nicht wiederholt neue Reaktionen und neue Überzeugungen einüben, werden die alten Reaktionsweisen, die Ihnen zu überleben geholfen haben, immer wieder bei Ihnen getriggert werden. Gehirn und Körper scheinen sich langsamer von Reaktionen zu lösen, die mit Gefährdungen des Überlebens in Zusammenhang stehen, und die einzige Möglichkeit, diesem Phänomen entgegenzuwirken, besteht darin, die neuen Reaktionen so lange einzuüben, bis sie zunehmend automatisiert werden. Es ist nicht verwunderlich, daß Traumatisierte ebenso wie Therapeuten so lange an der Überzeugung festgehalten haben, man könne ein Trauma auflösen, indem man nichts weiter tue, als die Geschichte darüber zu erzählen! Wieviel leichter wäre es, mit Traumata fertig zu werden, wenn die Last des traumatischen Erlebnisses schon allein durch das Offenbaren der Geheimnisse der Vergangenheit verringert würde.

Benutzen Sie **Arbeitsblatt 24: Die vier Schritte zur Freiheit** immer dann, wenn Sie das Gefühl haben, getriggert zu werden.

Die Vier Schritte zur Freiheit zu üben, wirkt stärkend. Ich empfehle Ihnen, jeweils mehrere Kopien von den Arbeitsblättern in diesem Buch herzustellen, damit Sie die Übungen wiederholen können – und das beinhaltet auch, die Vier Schritte jedesmal zu wiederholen, wenn Sie getriggert werden. Wenn Sie mit den Arbeitsblättern geübt haben, werden Sie merken, daß Sie immer besser zu erkennen lernen, wenn Sie getriggert worden sind, daß Sie immer besser darauf zu vertrauen vermögen, daß es eine Verbindung zur Vergangenheit gibt, und daß Sie anzunehmen in der Lage sind, daß bei Ihnen aufgrund jenes Erlebnisses immer noch eine bewußte oder unbewußte Überzeugung existiert. Sobald Ihnen klar wird, wie diese alten Überzeugungen unser Leben einschränken, wird Ihnen ihre Hinterfragung immer leichter fallen.

Doch jedesmal wenn es Ihnen schwerfällt, eine alte Überzeugung zu hinterfragen, sollten Sie besonders neugierig sein. Wenn Sie beispielsweise sagen: »Aber es ist doch wahr!«, können Sie davon ausgehen, daß diese automatische »Nein«-Reaktion darauf hindeutet, daß die betreffende Überzeugung einmal eine wichtige Rolle für Ihr Überleben gespielt hat und Ihr Geist sie deshalb nicht kampflos aufgibt.

Phasen der Traumabehandlung

Judith Herman ist die nachdrücklichste Verfechterin einer sogenannten *phasenorientierten* Traumabehandlung – was bedeutet, daß die Arbeit an überwältigenden, beängstigenden und unerträglichen Erinnerungen nicht gefahrlos zum Fokus der Behandlung gemacht werden kann, wenn nicht zuvor alles getan wurde, um Sicherheit und Stabilität des betreffenden Klienten zu gewährleisten. Weil posttraumatische Reaktionen selbst Menschen mit einem weiten, resilienten Toleranzfenster in Schwierigkeiten bringen können, ist es oft nicht ungefährlich, sich in die Arbeit an Traumaerinnerungen zu begeben, ohne eine solide Grundlage geschaffen zu haben. Tatsächlich kann es sogar zu einer Wiederholung dessen kommen, wie man sich als kleines Kind mit einer Gefahr auseinandersetzen mußte – in einer Zeit, in der es Menschen noch an den emotionalen und physischen Ressourcen fehlt, die sie benötigen, um mit einem überwältigenden Erlebnis fertig zu werden.

Die Priorisierung von Sicherheit und Stabilität wurde früher einmal im Sinne von »Man muß stabil sein, um sich mit einem Trauma konfrontieren zu können« verstanden; doch heute verstehen wir sie anders. Wir haben nämlich inzwischen entdeckt, daß »man im Hier und Jetzt sein und aktuell in Sicherheit sein muß, um das Gefühl entwickeln zu können, daß das Trauma *vorüber* ist.« Es kann sich nicht anfühlen, als sei alles erledigt, wenn man sich in dysfunktionalen Beziehungen befindet, wenn man sich selbst schädigt, wenn man sich umzubringen versucht oder wenn man süchtig ist nach Sex, Drogen und Rock'n'Roll. Es kann sich auch dann nicht so anfühlen, als ob es vorbei ist, wenn Sie sich weiter um die Menschen kümmern, die Sie geschädigt haben, oder wenn Sie von diesen immer noch finanziell abhängig sind.

Es folgen die Phasen der Traumabehandlung, so wie Judith Herman (1992/1993) sie formuliert hat.

Phase 1. Sicherheit und Stabilisierung: Dysregulation überwinden

Zunächst müssen Traumatisierte lernen, die Auswirkungen von Traumata zu verstehen, häufige Symptome zu erkennen und die Bedeutung überwältigender Körperempfindungen, intrusiver Emotionen und verzerrter kognitiver Schemata zu verstehen. Sicherheit und Stabilität werden durch die Erledigung folgender Aufgaben erreicht:

- Gewährleistung körperlicher Sicherheit (z. B. durch Unterlassen von Selbstschädigungen und durch Abstinenz);
- Schaffen einer sicheren Umgebung (z. B. in Form einer sicheren Lebenssituation, nicht gewalttätiger Beziehungen, einer festen Arbeit und/oder einer regelmäßigen Einkommensquelle, adäquater Unterstützung);
- Herstellung emotionaler Stabilität (z. B. in Form der Fähigkeit, den eigenen Körper zu beruhigen, Impulse zu regulieren, sich selbst zu beruhigen und mit durch banale Ereignisse getriggerten posttraumatischen Symptomen fertig zu werden.

Ziel dieser Phase ist die Schaffung einer sicheren und stabilen Lebenssituation im Hier und Jetzt, die es den betreffenden Menschen ermöglicht, sich in einer Atmosphäre von Sicherheit mit ihrer traumatischen Vergangenheit zu befassen, ohne sie erneut zu durchleben.

Phase 2: Mit traumatischen Erinnerungen fertig werden

In dieser Phase arbeiten Traumatisierte an der Überwindung der Furcht vor den traumatischen Ereignissen und vor seinen Körper- und Emotionserinnerungen, so daß diese integriert werden können. Dies ermöglicht ihnen, die Person, die sie durch das Trauma geworden sind, zu schätzen. Zur Verarbeitung der nonverbalen Erinnerungen kann man EMDR (Shapiro 2001/2012), körperorientierte Therapien wie die Sensumotorische Psychotherapie (Ogden & Fisher 2015) und Somatic Experiencing (Levine 2015/2016) oder das System der Inneren Familie (Schwartz 2001) benutzen. Pacing ermöglicht, nicht im Vermeiden zu verharren und sich nicht von Erinnerungen und Flashbacks überwältigen zu lassen. Weil »Erinnern nicht Genesen« ist, geht es nur darum, mit der eigenen traumatischen Vergangenheit fertig zu werden, nicht darum, sich an alle Details dessen, was geschehen ist, zu erinnern.

Phasen der Traumabehandlung

PHASE 1: Sicherheit und Stabilisierung: Dysregulation überwinden

Aufgaben

- Gewährleistung körperlicher Sicherheit
- Schaffen einer sicheren Umgebung
- Aufbau emotionaler Stabilität

Ziel: Ein sicheres und stabiles Leben im Hier und Jetzt

PHASE 2: Mit traumatischen Erinnerungen fertig werden

Aufgaben

- Überwinden der Furcht vor den traumatischen Ereignissen und den körperlichen/emotionalen Erinnerungen, so daß sie integriert werden können.
- Zur Verarbeitung der nonverbalen Erinnerungen werden EMDR, Hypnotherapie oder körperorientierte Therapien genutzt.

Ziel: Mit der traumatischen Vergangenheit fertig werden

PHASE 3: Integration und Weitergehen

Aufgaben

- Verringern von Scham und Selbstentfremdung
- Entwickeln einer besseren Bindungsfähigkeit
- Formulieren persönlicher und beruflicher Ziele, in denen sich eine posttraumatische Sinnfindung spiegelt

Ziel: Ängste vor einem normalen Leben, gesunden Herausforderungen und Veränderungen sowie Intimität überwinden

Adaptiert nach Judith Herman (1992/1993)

ABBILDUNG 8.2 Phasenorientierte Traumabehandlung

Phase 3: Integration und Weitergehen

Die Traumatisierten können nun an der Verringerung von Scham und Selbstentfremdung arbeiten, ihre Fähigkeit, eine sichere Bindung aufzubauen, weiterentwickeln und sich persönlichen und beruflichen Zielen widmen, die eine posttraumatische Sinnfindung spiegeln. Ängste vor einem normalen Leben zu überwinden, gesunde

Herausforderungen und Veränderungen und Intimität werden zum Fokus der Arbeit. Konzentriert sich das Leben eines Traumatisierten auf eine gesunde Gegenwart und ein geheiltes Selbst, tritt das Trauma in den Hintergrund; es ist dann zwar immer noch Bestandteil eines integrierten Selbstverständnisses, aber steht nicht mehr täglich im Fokus der Aufmerksamkeit.

Benutzen Sie **Arbeitsblatt 25: In welcher Phase der Genesung befinden Sie sich?**, um sich über das Stadium Ihrer Arbeit klar zu werden.

Eine sehr wichtige Warnung: Ganz gleich, in welcher Phase des Genesungsprozesses Sie sich befinden, beurteilen Sie sich nicht! Der Genesungsprozeß kann aus vielen Gründen langsam verlaufen, und keiner davon ist von Ihnen verschuldet. In der Welt der Psychiatrie herrscht großer Mangel an Traumaspezialisten. Vielleicht haben Sie keine spezielle Traumabehandlung erhalten oder wurden nicht von einem auf diesem Gebiet erfahrenen Therapeuten behandelt. Vielleicht hat Ihr Therapeut sich an die alte Maxime »Wenn du deine Geschichte erzählt hast, ist es ausgestanden« gehalten. Vielleicht mußten Sie eine Dissoziation oder Spaltung entwickeln, um überleben zu können – was zwar eine geniale Überlebensmethode gewesen sein mag, deren spätere Auflösung aber mehr Zeit erfordert. Vielleicht haben Sie sich vor einer Behandlung gefürchtet, weil Sie glaubten, Sie müßten sich dann an alles erinnern, was geschehen ist, und Sie müßten die damit verbundenen Emotionen noch einmal durchleben. Oder Sie wollten an dem Glauben festhalten, das Trauma sei nie geschehen.

All dies sind normale Probleme, die den Genesungsprozeß verlangsamen, aber nicht völlig verhindern. Selbst wenn Sie fürchten, nicht bereit zu sein, auch nur anzuerkennen, was Ihnen widerfahren ist, geben Sie in keinem Fall auf! Suchen Sie sich einen spezialisierten Traumatherapeuten, und erklären Sie diesem vor Beginn der Arbeit, daß Sie nach jemandem suchen, der die Arbeitsweise von Bessel van der Kolk, Pat Ogden oder mir kennt. Und geben Sie auf jeden Fall ehrlich zu, wie hart es für Sie ist, sich auch nur vorzustellen, was geschehen ist.

Die Genesung von einem Trauma ist ein komplexer und sehr langsamer Prozeß. Machen Sie sich immer wieder bewußt, daß Ihre Symptome für bestimmte Überlebensreaktionen stehen! Selbst wenn Sie sich umzubringen versuchen, ist das eine

Strategie, die dazu dient, die Kontrolle über Ihre Gefühle und Ihre Zukunft zurückzuerlangen. Wahrscheinlich liegt Suizidversuchen eine Erinnerung daran zugrunde, daß Sie die Gewalt stoppen und Ihr Leiden beenden wollten. Selbstschädigung und Drogenkonsum sind keine Beweise für Ihre Unzulänglichkeit. Beides verschafft sofort Linderung und kann trotz der langfristig schädlichen Wirkung für Sie die einzige Art gewesen sein, mit überwältigenden Gefühlen fertig zu werden. Bewundern Sie Ihren Einfallsreichtum, auch wenn diese Arten der Überlebenssicherung bei Ihnen Scham und Hoffnungslosigkeit erzeugt haben.

Versuchen Sie, sich nicht zu verurteilen und sich keine Sorgen darüber zu machen, wo im Genesungsprozeß Sie sich befinden. Konzentrieren Sie sich nur auf den nächsten Schritt, ganz gleich, ob es um die Schaffung einer sicheren Umgebung oder um die Fähigkeit, die Vergangenheit als vergangen anzuerkennen und Triggersituationen als Erinnern zu erleben, handelt. Wir alle finden Schritt für Schritt unseren Weg, und die meisten von uns erkennen nicht, wo wir sind, bis unser gesamtes persönliches Traumaerbe aufgelöst ist und wir uns vergeben haben.

Heilung und Vergeben

Heilung oder das Gefühl, geheilt zu sein, manifestiert sich in dem Moment, in dem wir uns akzeptieren und uns vergeben – im Moment, in dem wir das kleine Kind, das wir einmal waren, mit den Augen des mitfühlenden Erwachsenen sehen, der wir geworden sind. Das kleine Kind glaubte, seine Scham sei der Beweis dafür, daß es selbst schuld sei, daß es unzulänglich oder wertlos sei. Kinder können noch nicht wissen, daß Scham nichts weiter als eine überlebenssichernde Reaktion ist, die uns hilft, uns zu unterwerfen, wenn wir in einer Falle sitzen. Kinder wissen auch nicht, daß es für sie ungefährlicher ist, sich selbst zu beschuldigen, statt den Erwachsenen, von denen sie abhängig sind, Vorwürfe zu machen, denn dadurch sichern sie sich ein Dach über dem Kopf und daß sie etwas zu essen bekommen. Sie wissen auch nicht, daß die Gewalt sie noch schlimmer getroffen hätte, wenn sie sich zur Wehr gesetzt hätten. Seien Sie neugierig, wenn Hoffnungslosigkeit, Scham oder Wut weiterhin Ihren Geist und Körper beherrschen, obwohl Sie so intensiv an der Überwindung der Traumanachwirkungen arbeiten. Fragen Sie sich: »Warum könnte mein jüngeres Ich sich davor fürchten zu glauben, daß es selbst keine Schuld hat?« Und: »Warum könnte sich ein kleines Kind davor fürchten zu hoffen?«

Benutzen Sie **Arbeitsblatt 26: Ihre Kindanteile willkommenheißen,** um sie kennenzulernen. Dies ist der erste Schritt, wenn Sie Ihr jüngeres Selbst willkommen heißen wollen, statt es zu ignorieren, zu kontrollieren oder seine Verletzlichkeit auszublenden.

Wenn wir schließlich zu sehen vermögen, wie jung wir waren, wie magisch unser Denken war und wie genial wir es geschafft haben zu überleben, fällt es uns leichter, dem Kind, das wir einmal waren, unser Herz zu öffnen.

Und wenn wir Wärme, Stolz oder Mitgefühl gegenüber dem kleinen Kind in unserem Inneren empfinden, verändert sich etwas Wichtiges. Wir erleben dann unser Erwachsenen-Ich in der Gegenwart und treten gleichzeitig zu dem verletzten Kind in Verbindung, das das emotionale und somatische Erbe der Vergangenheit verkörpert. In solchen Augenblicken kommen Vergangenheit und Gegenwart zusammen, und die Wärme unseres Mitgefühls heilt die Furcht, Verletztheit und Einsamkeit des Kindes ein wenig mehr – bis wir eines Tages aufwachen und uns geheilt oder zumindest wieder normal fühlen. Seien Sie geduldig mit den Kindanteilen, die sich davor fürchten zu glauben, daß sie keine Schuld haben, daß sie genial und kreativ waren und daß sie jetzt in Sicherheit sind. Strahlen Sie das gleiche Mitgefühl aus, das Sie jedem verletzlichen Wesen anbieten würden, bis Sie das Gefühl haben, daß sich das Kind in Ihrem Inneren entspannt oder ein wenig aufrechter sitzt. Wenn das kleine Kind in Ihnen die Wärme und Güte Ihres Akzeptierens und Willkommenheißens spürt, sind Sie dabei, das Erbe Ihrer traumatischen Vergangenheit zu heilen.

Die vier Schritte zur Freiheit

✓ **Nehmen Sie an, daß das Leiden, das Sie erleben, getriggert wurde und mit Ihrer Kindheit zusammenhängt.**

Beschreiben Sie dieses Leiden (Tränen, Verletztheit, Wut, Scham, Hoffnungslosigkeit), und stellen Sie fest, was geschieht, wenn Sie annehmen, daß es getriggert wurde und mit Ihrer Vergangenheit zusammenhängt:

___

___

___

✓ **Verbinden Sie dieses Leiden mit seinen Wurzeln in der traumatischen Vergangenheit, indem Sie 20–30 Sek. lang im Schnelldurchlauf Ihre Kindheitsgeschichte rekapitulieren und dabei darauf achten, wo die Gefühle und Körperempfindungen, die Sie spüren, am besten hineinpassen.**

Beschreiben Sie in ein bis zwei Sätzen, wohin in Ihrer Vergangenheit das Leiden, das Sie empfinden, passen könnte. Versuchen Sie zuzulassen, wohin es passen könnte, statt sich damit abzumühen, es eindeutig festzustellen:

___

___

___

✓ **Identifizieren Sie die verinnerlichten alten Überzeugungen, die infolge dieses Erlebnisses entstanden sind.**

Beschreiben Sie eine oder mehrere Sie selbst betreffende Überzeugungen, die durch die Art, wie man Sie behandelt hat, entstanden sind:

___

___

___

✓ **Suchen Sie nach einer Möglichkeit, die alte Überzeugung zu hinterfragen, damit Sie mit dem Entwickeln neuer Überzeugungen beginnen können, die Ihrem heutigen Leben eher gerecht werden.**

Beschreiben Sie, was geschieht, wenn Sie die Überzeugung als alt bezeichnen. Was würden Sie heute statt dessen lieber glauben? Was würden Sie sich wünschen, das ein Kind in jener Situation glaubt?

___

___

___

In welcher Phase der Genesung befinden Sie sich?

PHASE 1: Sicherheit und Stabilisierung

Fragen Sie sich: Habe ich **körperliche Sicherheit** erreicht? (Z. B.: »Ich bin abstinent, verletzte mich nicht mehr körperlich selbst, gehe zum Arzt« im Gegensatz zu: »Ich verletzte mich immer noch selbst, konsumiere Drogen und lasse zu, daß mein Körper schlecht behandelt wird.«)

Habe ich eine **sichere Umgebung** geschaffen? (Z. B.: eine sichere Lebenssituation, gesunde Beziehungen, genug Einkommen, so daß ich für mich selbst sorgen kann)

Habe ich **emotionale Stabilität** erreicht? (Z. B.: Kann ich meinen Körper beruhigen, meine Impulse regulieren, mich selbst beruhigen, mit Triggern fertig werden?)

Habe ich **eine sichere und stabile Lebenssituation im Hier und Jetzt**?

PHASE 2: Mit den traumatischen Erinnerungen fertig werden

Fragen Sie sich: Versuche ich, das Wort ***Trauma*** zu vermeiden? Kann ich die Vergangenheit als vergangen anerkennen? Oder bin ich auf die Vergangenheit fixiert? Erkenne ich, wenn ich getriggert werde? Oder begebe ich mich in die Vergangenheit, ohne zu wissen, daß ich getriggert werde? Was triggert mich am häufigsten? Weiß und schätze ich, wie ich überlebt habe?

PHASE 3: Integration und Weitergehen

Fragen Sie sich: Fühlt sich das Trauma jetzt abgeschlossener an? Werde ich seltener getriggert oder erkenne schneller, wenn ich getriggert worden bin? Wie hat sich meine Beziehung zu anderen Menschen verändert? Glaube ich immer noch, daß alles meine Schuld war? Oder habe ich eine umfassendere Sicht der Dinge entwickelt? Welche guten Eigenschaften oder Fertigkeiten habe ich aufgrund dessen, was ich durchgemacht habe? Hat das Trauma meine Ziele im Leben verändert?

Ihre Kindanteile willkommenheißen

Benutzen Sie dieses Arbeitsblatt, um ein klareres Bild von dem Kind zu bekommen, das Sie in verschiedenen Altersstufen und Phasen waren. Dieses Bild braucht nicht mit einem bestimmten Ereignis verbunden zu sein – nur mit der Lebensumgebung insgesamt im betreffenden Alter.

Jüngeres Ich Wie alt ist dieses Kind? Was sagt Ihnen seine Mimik und Körpersprache? Was denkt und fühlt dieses Kind immer noch?	Wenn Sie Ihr jüngeres Ich sehen, dann registrieren Sie, wie Sie sich ihm gegenüber fühlen. __________ __________ __________ Wenn Sie ein Urteil oder eine negative Reaktion bemerken, dann nehmen Sie an, daß die Feindseligkeit von einem anderen Anteil stammt. Was fällt Ihnen an diesem Anteil auf? __________ __________ __________ Was geschieht, wenn Sie dieses jüngere Ich so willkommenheißen wie jedes andere Kind? __________ __________ __________
Jüngstes Ich Wie alt ist dieses Kind? Was sagt Ihnen seine Mimik und Körpersprache? Was denkt und fühlt dieses Kind immer noch?	Was geschieht, wenn Sie sich dieses sehr junge Ich vorstellen und es willkommenheißen? __________ __________ __________ Was geschieht, wenn Sie auch diesen Anteil willkommenheißen? __________ __________ __________

Literatur

Black, C. (1999). *Changing course: Healing from loss, abandonment, and fear.* Bainbridge Island: MAC Publishing.

Fisher, J. (1999). *Addictions and trauma recovery.* Paper presented at the International Society for the Study of Dissociation, San Antonio/Texas (13. November 2000).

Fisher, J. (2017). *Healing the fragmented selves of trauma survivors: Overcoming internal self-alienation.* New York: Routledge; dt. (2019). *Die Arbeit mit Selbstanteilen in der Traumatherapie.* Paderborn: Junfermann.

Hanson, R. (2013). *Hardwiring happiness: The new brain science of contentment, calm, and confidence.* New York: Harmony Books; dt. (2013). *Denken wie ein Buddha.* München: Irisiana.

Herman, J. (1992). *Trauma and recovery.* New York: W.W. Norton; dt. (1993). *Die Narben der Gewalt.* München: Kindler.

LeDoux, J. E. (2002). *The synaptic self: How our brains become who we are.* New York: Viking Press; dt. (2003). *Das Netz der Persönlichkeit – wie unser Selbst entsteht.* Düsseldorf: Walter.

Levine, P. (2015). *Trauma and memory: Brain and body in search of the living past.* Berkeley: North Atlantic Books; dt. (2016). *Trauma und Gedächtnis: Die Spuren unserer Erinnerung in Körper und Gehirn.* München: Kösel.

Ogden, P., & Fisher, J. (2015). *Sensorimotor psychotherapy: Interventions for trauma and attachment.* New York: W. W. Norton.

Ogden, P., Minton, K., & Pain, C. (2006). *Trauma and the body: A sensorimotor approach to psychotherapy.* New York: W. W. Norton; dt. (2009). *Trauma und Körper: Ein sensumotorisch orientierter psychotherapeutischer Ansatz.* Paderborn: Junfermann.

Perry, B. D., Pollard, R. A., Blakely, T. L., Baker, W. L., & Vigilante, D. (1995). Childhood trauma, the neurobiology of adaptation, and »use-dependent« development of the brain: How »states« become »traits«. *Infant Mental Health Journal*, 16(4), 271–291.

Schwartz, R., & Sweezy, M. (2020). *Internal family systems therapy*. New York: Guilford Press; dt. (2021). *Systemische Therapie mit der inneren Familie*. Stuttgart: Klett-Cotta.

Schwartz, R. (2001). *Introduction to the internal family systems model*. Oak Park: Trailhead Publications.

Shapiro, F. (2001). *Eye movement desensitization and reprocessing: Basic principles, protocols, and procedures* (2nd ed.). New York: Guilford Press; dt. (2012). *EMDR – Grundlagen und Praxis* (überarb. Aufl.). Paderborn: Junfermann.

Siegel, D. J. (1999). *The developing mind: Toward a neurobiology of interpersonal experience*. New York: Guilford Press; dt. (2006). *Wie wir werden die wir sind – neurobiologische Grundlagen subjektiven Erlebens und die Entwicklung des Menschen in Beziehungen*. Paderborn: Junfermann.

van der Hart, O., Nijenhuis, E. R. S., & Steele, K. (2006). *The haunted self: Structural dissociation and the treatment of chronic traumatization*. New York: W. W. Norton, dt. (2008). *Das verfolgte Selbst. Strukturelle Dissoziation und die Behandlung chronischer Traumatisierung*. Paderborn: Junfermann.

van der Kolk, B. A., & Fisler, R. (1995). Dissociation and the fragmentary nature of traumatic memories: Overview and exploratory study. *Journal of Traumatic Stress*, 8(4), 505–525.

van der Kolk, B. A. (2014). *The body keeps the score: Brain, mind, and body in the treatment of trauma*. New York: Viking Press; dt. (2015). *Verkörperter Schrecken: Traumaspuren in Gehirn, Geist und Körper und wie man sie heilen kann*. Lichtenau: G. P. Probst.

Über die Autorin

Janina Fisher, Ph. D., ist eine international anerkannte Expertin für Traumabehandlung und stellvertretende Ausbildungsleiterin des Sensorimotor Psychotherapy Institute. Sie hat als Ausbilderin an der Harvard Medical School gearbeitet. Sie ist Autorin des Buches *Die Arbeit mit Selbstanteilen in der Traumatherapie* und hat gemeinsam mit Pat Ogden das Buch *Sensorimotor Psychotherapy: Interventions for Attachment and Trauma* verfaßt. Bekannt geworden ist sie durch ihre Bemühungen um die Integration neurowissenschaftlicher Erkenntnisse und neuerer körperzentrierter Interventionen in traditionelle psychotherapeutische Ansätze. Weitere Informationen über Janina Fisher auf ihrer Website (www.janinafisher.com).

Manuela Mischke-Reeds

Somatische Psychotherapie – ein Werkzeugkasten

125 Arbeitsblätter und Übungen für die Behandlung von Trauma und Streß

Übersetzt von Theo Kierdorf & Hildegard Höhr
320 Seiten, Klappenbroschur, mit Lesezeichen

Die angeborene Körperweisheit der Klienten ist für Therapeuten bei ihren Bemühungen um Heilung und Wohlbefinden die wichtigste Ressource. Auf der Basis ihrer langjährigen Erfahrung in klinischer Arbeit hat Manuela Mischke-Reeds für Psychotherapeuten, die somatische Techniken in ihre tägliche Praxis integrieren möchten, eine überzeugende »Toolbox« geschaffen. Das Buch soll helfen, die verschiedenen Arten somatischen Gewahrseins in die therapeutische Arbeit einzubeziehen.

»Der Körper braucht Raum und Zeit, um mit uns zu ›reden‹. Wenn wir lernen wollen, uns wirklich zu entspannen und auszuruhen, müssen wir uns in unseren Körper einstimmen, statt auf der Ebene des Denkens zu verbleiben.«

— MANUELA MISCHKE-REEDS

»Ein gründliches, sehr durchdachtes und äußerst praktisches Arbeitsbuch, das Therapeuten dabei hilft, mit den körperlichen Reaktionen der Klienten zu arbeiten – und nicht nur mit deren Handlungen und Emotionen.«

— JANINA FISHER

G. P. PROBST VERLAG
Lichtenau/Westfalen

Eine ausführliche Präsentation sämtlicher lieferbaren und geplanten Titel unseres Verlages finden Sie im Internet unter *www.gp-probst.de*

TITELLISTE – AUSWAHL

Band 2 – Emerson & Hopper: *Trauma-Yoga* (4. Aufl.)
Band 3 – Williams & Poijula: *Das PTBS-Arbeitsbuch* (3. Aufl.)
Band 10 – Hyman & Pedrick: *Arbeitsbuch Zwangsstörungen* (2. Aufl.)
Band 11 – McKay, Lev & Skeen: *ACT und Schematherapie*
Band 12 – Putnam: *Handbuch Dissoziative Identitätsstörung* (2. Aufl.)
Band 13 – Scaer: *Das Trauma-Spektrum*
Band 14 – Kluft: *Pacing in der Traumatherapie*
Band 17 – Paulsen: *Trauma und Dissoziation mit neuen Augen sehen* (2. Aufl.)
Band 18 – NurrieStearns: *Trauma-Heilung durch Yoga und Meditation*
Band 21 – Powell, Cooper, Hoffman & Marvin: *Der Kreis der Sicherheit*
Band 22 – Wallin: *Bindung und Veränderung in der psychotherapeutischen Beziehung*
Band 23 – van der Kolk: *Verkörperter Schrecken* (7. Aufl.)
Band 24 – Emerson: *Trauma-Yoga in der Therapie*
Band 25 – Stoddard & Afari: *Metaphern und Übungen für die ACT-Arbeit*
Band 27 – Bentzen & Hart: *Neuroaffektive Therapie mit Kindern & Jugendlichen*
Band 28 – Shapiro: *Ego-State-Interventionen – leicht gemacht* (3. Aufl.)
Band 29 – Porges: *Die Polyvagal-Theorie und die Suche nach Sicherheit* (4. Aufl.)
Band 30 – Burns: *Feeling Good in zehn Schritten*
Band 31 – Scaer: *Acht Schlüssel zur Gehirn-Körper-Balance*
Band 32 – Steele, Boon & van der Hart: *Die Behandlung traumabasierter Dissoziation* (2. Aufl.)
Band 34 – Schwartz: *Arbeitsbuch Komplexe PTBS* (2. Aufl.)
Band 35 – Najavits: *Trauma, Sucht und die Suche nach Sicherheit*
Band 36 – Dana: *Die Polyvagal-Theorie in der Therapie* (3. Aufl.)
Band 37 – Anderson, Sweezy & Schwartz: *Therapeutische Arbeit im System der Inneren Familie*
Band 38 – Porges & Dana (Hrsg.): *Klinische Anwendungen der Polyvagal-Theorie*
Band 39 – Rahm & Meggyesy (Hrsg.): *Somatische Erfahrungen in der psychotherapeutischen und körpertherapeutischen Traumabehandlung*
Band 40 – Mischke-Reeds: *Somatische Psychotherapie – ein Werkzeugkasten*
Band 41 – Bentzen: *Neuroaffektive Meditation* (2. Aufl.)
Band 42 – Schwartz & Maiberger: *EMDR-Therapie und Somatische Psychologie*
Band 43 – Dana: *Arbeiten mit der Polyvagal-Theorie*
Band 45 – Delahooke: *Mehr als Verhalten*
Band 46 – Schwartz: *Vom Trauma genesen – ein Übungsbuch*
Band 47 – Miller: *Gut(es) Zuhören*
Band 48 – Porges: *Heilen mit der Polyvagal-Theorie*
Band 49 – Kurtz: *HAKOMI – eine körperorientierte Psychotherapie*